Andrea Bertram

Corona –
Masken
und das
Nervengift CO$_2$

Andrea Bertram

Corona –

Masken

und das

Nervengift CO$_2$

Was beides verbindet
und der
Faktencheck verschweigt

basierend auf der **Dissertation**

„Rückatmung von Kohlendioxid bei Verwendung von Operationsmasken als hygienischer Mundschutz an medizinischem Fachpersonal" von Dr. Ulrike Butz (2005)

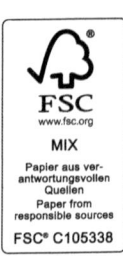

Bibliografische Information der Deutschen Nationalbibliothek:
Die Deutsche Nationalbibliothek verzeichnet diese Publikation in der Deutschen Nationalbibliografie; detaillierte bibliografische Daten sind im Internet über http://dnb.dnb.de abrufbar.

Herstellung und Verlag: BoD - Books on Demand, Norderstedt

ISBN: 978-3-7534-9004-5

Inhalt

„Einen Menschen vom Irrtum zu befreien, heißt geben, nicht wegnehmen. Wissen, daß etwas falsch ist, ist eine Wahrheit. Irrtum schadet immer. Früher oder später wird er demjenigen, der ihn hegt, Nachteile bringen."

(Arthur Schopenhauer)

Einleitung

Das Wissen um eine mögliche Rückatmung von Kohlendioxid (CO_2) unter einer Mund-Nasen-Bedeckung ist nicht neu und wird auch von Befürwortern einer Maskenpflicht im öffentlichen Raum nicht grundsätzlich in Frage gestellt. Häufig wird jedoch der aus der Rückatmung resultierende Anstieg der CO_2-Konzentration im Blut gleichgesetzt mit einem Abfall der Sauerstoffversorgung, was aber wissenschaftlich nicht korrekt ist. Kohlendioxid ist ein echtes Narkotikum, ein Nervengift, das in hoher Konzentration in kurzer Zeit zu Bewusstlosigkeit und Tod führt. Nicht umsonst wird CO_2 zum Keulen von Tieren und der Euthanasie von Labormäusen eingesetzt. Die vorliegende Arbeit möchte ein Bewusstsein schaffen für die lebensbedrohlichen Gefahren und die Gefahr irreversibler Langzeitschäden, die durch die Rückatmung von Kohlendioxid unter den Masken ausgelöst werden können, ganz besonders für Kinder und Jugendliche, deren körperliche Entwicklung noch nicht abgeschlossen ist, die aber anderseits dem sozialen Druck vor allem in der Schule und in den Betreuungseinrichtungen kaum ausweichen können.

*„**Gifte, Toxika**, in der Natur vorkommende oder künstlich hergestellte organische und anorganische Stoffe, die nach Eindringen in den menschlichen oder tierischen Organismus zu einer spezifischen Erkrankung (Vergiftung) mit vorübergehender Funktionsstörung, bleibendem Gesundheitsschaden oder Todesfolge führen [...]"*

*„**Nervengifte, Neurotoxine**, natürliche oder synthetisch hergestellte chemische bzw. pharmakologische Substanzen, die in bestimmter Dosierung eine in erster Linie am Nervensystem ansetzende giftige Wirkung entfalten. Zu ihnen gehören z. B. betäubende Mittel (Narkotika), Krampfgifte (Alkaloide, Pilzgifte, Strychnin) und Bakteriengift (Tetanustoxin) [...]"*

(Brockhaus Enzyklopädie)

dpa-Faktencheck zur Rückatmung von CO_2 unter OP-Masken

Seit Beginn der Corona-Pandemie und der Verpflichtung zum Tragen von Mund-Nasen-Bedeckungen gibt es Stimmen, die vor den gesundheitlichen Schäden durch regelmäßiges und langes Tragen von Mund-Nasen-Bedeckungen warnen. Unter dem Titel „Doktorarbeit über OP-Masken von 2005 verneint Atemnot und Sauerstoffmangel" wurde dazu am 08.05.2020 auf dem Presseportal der Deutschen Presse-Agentur (dpa) ein Artikel als Faktencheck[1] veröffentlicht, der sich auf eine Dissertation zur Rückatmung von CO_2 unter OP-Masken von Ulrike Butz[2] bezieht.

Entgegen der Überschrift im dpa-Artikel, der die Unbedenklichkeit von OP-Masken suggeriert, indem lediglich auf verneinte Atemnot und Sauerstoffmangel abgestellt wird, relativiert Butz die Ergebnisse ihrer Dissertation:

„Die Messzeit von 30 Minuten und der bestehende Versuchsaufbau führten zu keiner signifikanten Steigerung der Atmung im Sinne einer kompensatorischen Hyperventilation. Es darf jedoch angenommen werden, dass die Effekte in der täglichen Klinikroutine ausgeprägter ausfallen würden: Die Operationsmasken werden häufig sehr viel länger getragen als dies in der vorliegenden Studie geschah. Des weiteren wurde die Studie an normal atmenden Personen im Ruhezustand gemessen. Bei körperlicher Arbeit und psychischer Anspannung wird die Atmung aktiviert, was zu einer stärkeren Rückatmung von CO_2 und wiederum zu einer Erhöhung der CO_2-Konzentration im Blut des OP-Personals führen könnte." (S. 41)

Butz warnt ausdrücklich vor den Einschränkungen verschiedener Hirnfunktionen bei einer erhöhten CO_2-Konzentration und fordert in der Zusammenfassung ihrer Versuchsergebnisse explizit weitere Studien zu diesem Thema:

„Die Akkumulation von Kohlendioxid unter chirurgischen Operationsmasken wird bei normal atmenden Personen durch die beeinträchtigte Permeabilität der Masken verursacht. Diese Effekte wurden an zwei verschiedenen Masken und 15 gesunden, männlichen Probanden getestet […]
Die Akkumulation von Kohlendioxid (22,49 mmHg, STEV 2,30) unter jeder untersuchten chirurgischen Operationsmaske erhöhte den transkutan gemessenen Kohlendioxid-Partialdruck (5,60 mmHg, STEV 2,38). Eine

kompensatorische Erhöhung der Atemfrequenz oder ein Abfall der Sauerstoffsättigung wurde dabei nicht nachgewiesen.

Da Hyperkapnie verschiedene Hirnfunktionen einschränken kann, soll diese Studie Hersteller von chirurgischen Operationsmasken aufrufen, Filtermaterialien mit höherer Permeabilität für Kohlendioxid zu verwenden. Dies sollte dazu führen, dass eine verminderte Akkumulation und Rückatmung von Kohlendioxid bei medizinischem Fachpersonal gewährleistet wird. Solange muss der Einsatzbereich der OP-Masken kritisch diskutiert und definiert werden, um unnötige Tragezeiten zu vermeiden." (S.43)

Der dpa-Artikel selbst bestätigt zwar eine Erhöhung des CO_2-Gehaltes im Blut durch das Tragen einer OP-Maske, auf die Gefahren bzw. möglichen Auswirkungen einer Hyperkapnie geht er jedoch nicht ein:

„Bundesweit müssen die Menschen in Geschäften sowie in Bussen und Bahnen wegen des Coronavirus Mund und Nase bedecken. Kritiker der Masken bezeichnen das als Unsinn, zum Teil halten sie den Mundschutz für gefährlich. Häufig beziehen sie sich in ihrer Argumentation auf eine rund 15 Jahre alte Doktorarbeit von der Technischen Universität Mün-

chen. Demnach atme man angeblich schon unter einfachen OP-Masken viel zu viel Kohlendioxid (CO2) aus dem eigenen Atem wieder ein, daher komme es zu schnellerer Atmung oder zu Unregelmäßigkeiten beim Herzschlag (http://dpaq.de/EQUPI).

BEWERTUNG: Richtig ist, dass die Testpersonen einen etwas erhöhten CO2-Gehalt im Blut hatten, jedoch zeigten sich weder ein unregelmäßiger Herzschlag noch eine beschleunigte Atmung. Das bestätigte aktuell die Autorin der Arbeit.

FAKTEN: Die Dissertation, um die es geht, trägt den Titel "Rückatmung von Kohlendioxid bei Verwendung von Operationsmasken als hygienischer Mundschutz an medizinischem Fachpersonal" (http://dpaq. de/v49jx). Sie wurde 2004 von Ulrike Butz an der TU München eingereicht. Für ihre Versuche hatte die Medizinerin zwei Arten von handelsüblichen und seinerzeit in Krankenhäusern verwendeten OP-Masken genutzt.

Die Ergebnisse der Doktorarbeit allerdings sind andere, als sie gern von Mundschutz-Kritikern verbreitet werden. Diese behaupten zum Beispiel unter Verweis auf die Forschungsarbeit, dass Testpersonen bereits nach etwa 30 Minuten Symptome für Sauerstoffmangel gezeigt hätten – das Gegenteil ist der Fall. Es heißt explizit über die Testpersonen, die eine OP-Maske trugen: "Eine kompensatorische Erhöhung der Atemfrequenz oder ein Abfall der Sauerstoffsättigung wurde dabei nicht nachgewiesen." (S. 43) Auch beim Herzschlag gab es keine signifikante Erhöhung oder Verringerung (S. 31).

Was die Tests allerdings tatsächlich gezeigt haben: eine Erhöhung von Kohlendioxid im Blut der Versuchspersonen. "Das ausgeatmete CO_2 konnte nur teilweise durch die OP-Masken entweichen, dadurch kam es unter den Masken zu einer Akkumulation von CO_2", heißt es in der Arbeit. "Dieser Effekt führte zu dem Ergebnis, dass die Probanden Luft einatmeten, deren CO_2-Gehalt höher war als derjenige, der umgebenden Raumluft." (S. 35) Nachdem die Maske entfernt wurde, fielen die Werte wiederum rasch auf den Ausgangswert ab (S. 32).

Die Deutsche Presse-Agentur sprach am 4. Mai 2020 mit der Autorin der Dissertation. Die heutige Unfallchirurgin Ulrike Butz sagte der dpa: "Man kann aus der Arbeit keine gesundheitlichen Beeinträchtigungen ableiten. Das wäre unseriös." Sie verwies auf das Ergebnis der Doktorarbeit, nach dem sie schon damals weitere Studien auf diesem Gebiet forderte, um die Auswirkungen von OP-Masken auf den menschlichen Körper zu erforschen.

"Mir geht es darum, dass man diese wissenschaftlichen Daten nicht in falsche Zusammenhänge setzt", so Butz.

Um die aktuell geltende Maskenpflicht einzuhalten, braucht es allerdings gar keine OP-Masken. Schon einfache Stofflagen über Mund und Nase reichen aus. Dass ein selbstgenähter Mundschutz zu einem erhöhten CO2-Anteil im Blut des Trägers oder der Trägerin führen könne, wurde bereits von mehreren Ärzten widerlegt. Demnach ist CO2 ein Gas, das nicht im Stoff hängen bleibt. Mit jedem Atemzug komme wieder ausreichend frische, sauerstoffreiche Luft in die Lungen, sagt zum Beispiel der Sprecher des Berufsverbandes der Kinder- und Jugendärzte, Jakob Maske (http://dpaq.de /ONjX7)."

Für die Behauptung des dpa-Faktenchecks, es sei bereits von mehreren Ärzten widerlegt worden, dass ein selbstgenähter Mundschutz zu einem erhöhten CO_2-Anteil im Blut des Trägers führen könne, führt der Artikel allerdings keine nachprüfbaren Belege an, insbesondere keine Studien. Auf die Gefahren oder Symptome einer deutlich erhöhten Kohlendioxidkonzentration im Blut von möglicherweise bereits gesundheitlich beeinträchtigten Maskenträgern bei deutlich längerer Tragedauer als 30 Minuten hinzuweisen, sah sich der dpa-Faktencheck auch nicht veranlasst, falls der eine oder andere eben nicht nur Stoffmasken verwenden sollte.

Und auch wenn Butz sagt, dass es unseriös sei, aus ihrer Arbeit gesundheitliche Beeinträchtigungen durch das Tragen von Masken abzuleiten, so hat sie gesundheitliche Gefahren dadurch keineswegs ausgeschlossen und dementsprechend auf die Notwendigkeit weiterer Studien auf diesem Gebiet hingewiesen. Ebenso wenig lässt sich aus dem Umstand, dass in der Versuchsanordnung ein Abfall der Sauerstoffkonzentration nicht festgestellt werden konnte, schließen, dass längere Tragezeiten als 30 Minuten nicht doch noch zu einer Sauerstoff-Unterversorgung führen könnten.

Zusammenfassend lässt sich daher feststellen, dass die von den Kritikern der Maskenpflicht angeführte Dissertation zur Rückatmung von Kohlendioxid bei Verwendung von OP-Masken erhöhte Atemfrequenz, veränderte Herzfrequenz und einen Sauerstoffmangel bei einer Tragedauer von bis zu 30 Minuten(!) zwar explizit verneint, andererseits aber – und das ist das Wesentliche dieser Studie – bei normal atmenden, gesunden Personen bereits bei 30 Minuten Tragedauer eine Erhöhung der Koh-

lendioxidkonzentration im Blut der Testpersonen aufgrund einer Ansammlung von Kohlendioxid unter OP-Masken nachweist. Die Dissertation empfiehlt als Konsequenz ihrer Untersuchung wegen der verschiedene Hirnfunktionen einschränkenden Wirkung einer Hyperkapnie unnötige Tragezeiten zu vermeiden. Die
Studie bestätigt somit keinesfalls die Unbedenklichkeit von OP-Masken – im Gegenteil!
Die Studie ist umso beachtenswerter, da statt
Stoff- oder Alltagsmasken mittlerweile in vielen
Situationen OP-Masken und sogar FFP2-Mas-
ken vorgeschrieben sind – im öffentlichen
Raum vielfach ohne jede legitime oder gesell-
schaftlich gebilligte Möglichkeit, eine Pause
zum Durchatmen einzulegen.

Die toxische Wirkung von CO_2

Butz weist in ihrer Dissertation ausdrücklich auf die beeinträchtigende Wirkung einer erhöhten Kohlendioxidkonzentration (Hyperkapnie) im Blut auf verschiedene Hirnfunktionen hin. Da die Tragezeit in der Dissertation auf 30 Minuten (durch gesunde erwachsene Testpersonen) begrenzt war, werden bei längerer Tragedauer höchstwahrscheinlich auch höhere CO_2-Konzentrationen im Blut als in der Studie erreicht werden können. Es ist jedenfalls nicht ersichtlich, warum nach 30 Minuten kein weiterer Anstieg erfolgen sollte, wie auch Butz ausgeführt hat.

CO_2 wird als natürlicher Bestandteil der Atemluft und des menschlichen Stoffwechsels im Alltag gemeinhin nicht als gefährlich wahrgenommen. Doch ungefährlich ist Kohlendioxid nur in niedrigen Konzentrationen. Der Brockhaus Enzyklopädie[3] ist zu entnehmen, dass die Atmosphäre der Erde überwiegend aus Stickstoff (78,09 %), Sauerstoff (20,95 %) und Argon (0,99 %) und nur in geringem Anteil aus Kohlendioxid (0,03 %) besteht, jeweils im Volumenanteil.

Ebenfalls bei Brockhaus findet man unter dem Stichwort „Kohlendioxid" folgenden Eintrag:

„Kohlendioxid, Kohlenstoffdioxid, CO₂, […] ein farbloses, nicht brennbares, in kleinen Konzentrationen ungefährliches Gas von etwas säuerlichem Geschmack, das Atmung und Verbrennung nicht unterhält: K. wirkt in geringen Konzentrationen stimulierend auf das Atemzentrum, 4 – 5 % in der Atemluft wirken betäubend, 8 % K. führen nach wenigen Minuten zum Tod durch Ersticken. […]"

In höheren Konzentrationen ist Kohlendioxid also alles andere als harmlos, sondern ein Narkotikum und giftig, wie z. B. bei „docceck.com" [4] nachzulesen ist:

„Kohlendioxidintoxikation

Eine Kohlendioxidintoxikation ist eine Vergiftung, die durch das Einatmen von Kohlendioxid in einer unphysiologisch großen Menge entsteht. […] Kohlendioxid ist schwerer als Sauerstoff. In Räumen, in denen – z.B. durch organische Abbauprozesse – viel CO_2 entsteht, sammelt es sich am Boden an und verdrängt den Sauerstoff. Typische Orte mit einem erhöhtem Kohlendioxidgehalt in der Luft sind Weinkeller, Höhlen, Brunnenschächte oder landwirtschaftliche Silos. […] Die Hauptgefahr einer Kohlendioxidvergiftung ist die CO_2-Narkose infolge der zu hohen CO_2-Konzentration im Blut.

Bei Konzentrationen > 5 % in der Umgebungsluft kann Bewusstlosigkeit ohne vorherige Luftnot eintreten. [...] Bei einer Kohlendioxidintoxkation können u.a. folgende unspezifische Symptome auftreten: Kopfschmerzen, Zyanose, Atemnot, Herzklopfen, Krämpfe, Bewusstlosigkeit (CO2-Narkose), Atemstillstand. [...]
Die Therapie besteht in einer schnellstmöglichen Rettung und Bergung der betroffenen Person aus dem Gefahrenbereich, um ihr Frischluft zuführen zu können. [...]"

oder bei „fachpflegewissen.de"[5]:

„Vorsicht! Atemlähmung durch Sauerstoffgabe. Besondere Vorsicht ist bei Patienten mit chronisch-obstruktiven Lungenerkrankungen geboten. Ihr Körper hat sich an den ständig erhöhten CO_2-Gehalt im Blut „gewöhnt". Den einzigen Atemantrieb stellt der Sauerstoffmangel im Blut dar. Wird dieser nun durch die Sauerstofftherapie behoben, entfällt der letzte Atemanreiz. Dies kann zu einem extremen CO_2-Anstieg und zur Atemlähmung („CO_2-Narkose") führen, die eine Intubation erfordert und, wenn sie nicht bemerkt wird, tödlich ist. [...]"

Unter dem Stichwort „Atemregulation" führt der Brockhaus[3] aus:

*„**Atemregulation**, die Anpassung der Tätigkeit der Atmungsorgane (Ventilation) eines Organismus an Veränderungen im Atemmedium oder im Körper. Auf die A. wirken v.a.: Änderungen im Sauerstoff- (pO_2) und Kohlendioxid-partialdruck (pCO_2) in Körper oder Atemmedium, Verschiebungen des ph-Wertes der Körperflüssigkeiten [...] Bei Wirbeltieren wird die A. durch das Atemzentrum gesteuert, das im verlängertem Mark (Medulla oblongata, Nachhirn) liegt [...] Ein Absinken des pO_2 wird von Rezeptoren an der Halsschlagader und den Lungenaorten kontrolliert, während Änderungen des pCO_2 direkt im verlängerten Mark registriert werden. [...] Schädigungen des Atemzentrums führen zu irregulären Atmungsformen (z.B. bei Hirnverletzungen oder Azidose infolge von Diabetes) oder zu einer zentralen Atemlähmung (z.B. durch Vergiftungen mit Narkose- und Schlafmitteln) und damit zum Tod.“*

Bis zur Mitte des 20. Jahrhunderts wurde Kohlenstoffdioxid routinemäßig, vor allem in den USA, beim Menschen zur Narkose verwendet. Die narkotisierende bzw. toxische Wirkung von Kohlendioxid wird auch bei Wikipedia[6] beschrieben:

„Kohlenstoffdioxid wurde bis in die 1950er Jahre, vor allem in den Vereinigten Staaten, routinemäßig als Anästhetikum bei Menschen eingesetzt[...] und als sehr zufriedenstellend bewertet.

Ein zu hoher Anteil an Kohlendioxid in der Atemluft hat Schadwirkungen auf Tier und Mensch. Diese beruhen nicht nur auf der Verdrängung des Sauerstoffes in der Luft. [...] Im Blut gelöstes Kohlenstoffdioxid aktiviert in physiologischer und leicht gesteigerter Konzentration das Atemzentrum des Gehirns.

In deutlich höherer Konzentration führt es zur Verminderung oder Aufhebung des reflektorischen Atemanreizes, zunächst zur Atemdepression und schließlich zum Atemstillstand. [...] Ab etwa 5 % Kohlenstoffdioxid in der eingeatmeten Luft treten Kopfschmerzen und Schwindel auf, bei höheren Konzentrationen beschleunigter Herzschlag (Tachykardie), Blutdruckanstieg, Atemnot und Bewusstlosigkeit, die sogenannte Kohlenstoffdioxid-Narkose. Kohlenstoffdioxid-Konzentrationen von 8 % führen innerhalb von 30 bis 60 Minuten zum Tod. [...] Eine Anreicherung von Kohlenstoffdioxid im Blut wird als Hyperkapnie bezeichnet."

In einer 2006 veröffentlichten Dissertation mit dem Titel „Untersuchung der CO_2-Euthanasie

bei Labormäusen auf Tierschutzgerechtigkeit"
führt die Verfasserin Silke Corbach[7] von der
Tierärztlichen Hochschule Hannover aus:

*„Bei einem Gehalt von über 2% [CO2] in der
Atemluft kommt es zur Atemstimulation und ab
einem Gehalt von 8% ist eine betäubende
Wirkung festzustellen. [...] Die Meinung, der
narkotische Effekt von CO_2 beruhe lediglich auf
einer Hyp- oder Anoxie, war noch bis in die
achtziger Jahre recht verbreitet. [...] Nach neue-
ren Erkenntnissen handelt es sich jedoch um
eine echte narkotische Wirkung."*

Auch im Arbeitsschutz[8] spielt Kohlendioxid
eine relevante Rolle:

*„Beschäftigte sind gefährdet, wenn in um-
schlossenen Räumen abwassertechnischer Anlagen Stoffe in gefahrdrohender Menge oder
Konzentration [...] durch biologische Vorgänge
entstehen, z. B. durch Gärung und Fäulnis [...]
Beispiele: [...] sehr giftige, giftige oder ge-
sundheitsgefährdende Stoffe, z. B. Schwefel-
wasserstoff und Kohlendioxid.
Schutzziel:
Das Arbeiten in umschlossenen Räumen von
abwassertechnischer Anlagen ist so zu organi-
sieren und durchzuführen, dass Beschäftigte*

dabei nicht durch die Umgebungsatmosphäre gefährdet werden.

Konzentration von CO_2 in der Luft	Symptome / Wirkung
0,03 Vol.-%	Anteil in unbelasteter Frischluft
0,07 Vol.-%	Stadtluft
0,1 – 0,3 Vol.-%	Hohe Werte in Büroräumen
0,5 Vol.-% / 5000 ppm	Arbeitsplatzgrenzwert (AGW)
ca. 1 – 4 Vo.-%	Reizung der Schleimhäute; Atembeschleunigung; Blutdruckanstieg; Erregung; Herzklopfen; Kopfschmerzen
ca. 5 – 9 Vol.-%	Kopfschmerzen, Ohrensausen (Tinnitus), Herzklopfen, Blutdruckanstieg, psychische Erregung, Schwindel, Benommenheit
> 9 Vol.-%	Bewusstlosigkeit nach 5 – 10 Minuten Einatemdauer
über 10 Vol.-%	Lähmung des Atemzentrums, Narkose, Tod

Zusammenfassend lässt sich festhalten, dass Kohlendioxid als ein echtes Narkotikum ein Nervengift ist. Die toxische Wirkung höherer Konzentrationen von CO_2 wird entgegen weit verbreiteter Ansicht nicht durch die Verdrängung von Sauerstoff erzielt, eine Erhöhung der Kohlendioxidkonzentration im Blut ist daher nicht gleichzusetzen mit einer Verminderung der Sauerstoffkonzentration (schließt diese aber auch nicht aus)! In deutlich erhöhter Konzentration führt Kohlendioxid zu einer Verminderung oder sogar Aufhebung des Atemreflexes, infolgedessen zunächst zu einer Atemdepression und schließlich zum Atemstillstand und Tod. Im Arbeitsschutz wird Kohlendioxid unter den gesundheitsschädlichen bis sehr giftigen Stoffen aufgeführt, vor dessen Einatmung in gefahrdrohender Konzentration Beschäftigte zu schützen sind. Ab einer Konzentration von 5% in der eingeatmeten Luft treten deutliche Beschwerden auf: Kopfschmerzen, Schwindel, danach beschleunigter Herzschlag, Blutdruckanstieg, Atemnot und schließlich Bewusstlosigkeit. Eine CO_2-Konzentration von 8% in der Atemluft führt innerhalb von 30 bis 60 Minuten zum Tod.

Die oben genannten Symptome einer Kohlendioxidvergiftung beziehen sich allerdings allesamt auf eine einmalige, z. T. dramatische Erhöhung der CO_2-Konzentration in der Atemluft. Von Kohlenmonoxid und Alkohol ist bekannt, dass sie auch in Form einer chronischen Vergiftung – also über längere Zeiträume in zwar überhöhten, aber nicht akut lebensbedrohlichen Konzentrationen – zu dauerhaften, teilweise irreparablen Schäden führen können, so z. B. bei Kindern durch Alkoholmissbrauch der Mutter während der Schwangerschaft. Über die Auswirkungen einer chronischen CO_2-Vergiftung, wie sie durch wiederholte Rückatmung von CO_2 in überhöhten Konzentrationen über längere Zeiträume entstehen könnte, gibt es keine Untersuchungen oder Studien, lediglich Hinweise. So führte der Psychiater L. J. Meduna Versuche zu den Auswirkungen verschiedener Stufen von Hyperkapnie durch, in der Hoffnung, dass sich Kohlenstoffdioxid positiv auf psychoneurotische Erkrankungen auswirken könnte. Die Versuchspersonen mussten über eine Maske verschieden oft ein Gasgemisch aus 30% Kohlendioxid und 70% Sauerstoff einatmen. Zwar konnte Meduna bei den Versuchspersonen, die er mit CO_2 behandelte, keinerlei ernste Nebenwirkungen feststellen, doch gab es bei vielen der Personen, die 90 mal und mehr dieses Gasgemisch inhalieren mussten,

auch Anzeichen schwerer nervlicher Funktions-
störungen[9].

Focus online berichtete im September 2015
von einer Studie der Duke-Universität in Dur-
ham, North Carolina, zum Phänomen der
postoperativen kognitiven Defizite (POCD).
Bisher war bekannt, dass Herzoperationen gra-
vierende Störungen der Hirnfunktionen auslösen können, allerdings nicht, warum POCD
auch bei anderen Operationen, die nichts mit
dem Herz-Kreislauf-System zu tun haben, auftreten. Die Studie zeigte, dass die postoperativen Störungen bei vielen Patienten auf-
traten, jedoch ihre Dauer mit dem Alter
zunahm und Patienten mit geringerem Bil-
dungsgrad häufiger betroffen waren. Was die
anhaltenden Gehirnstörungen nach einer
Operation verursacht, ist nach wie vor unge-
klärt. Eine Hypothese dazu lautet, dass die Narkose im Gehirn Entzündungen auslöst, die
Gedächtnis- und Konzentrationsfähigkeiten be-
einträchtigen[10]. Sauerstoffmangel während
der Operation dürfte jedenfalls nicht die Ursache sein.
Zwar wird bei Operationen nicht Kohlendioxid
zur Narkose eingesetzt, dennoch ist es als
Narkotikum ebenfalls ein echtes Nervengift mit
dem Potential zu ähnlichen, u. U. auch irre-

versiblen Schädigungen an Nervensystem und Gehirn wie eben beschrieben, wenn auch sicher abhängig von Konzentration und Dauer der Hyperkapnie.

Angesichts der Tatsache, dass das Tragen von OP- und FFP2-Masken über längere Zeiträume nun schon seit vielen Monaten für viele Menschen im Beruf und für Kinder und Jugendliche in den Schulen und Betreuungseinrichtungen Alltag geworden ist, ist hier dringender Klärungsbedarf. Für eine Entwarnung besteht aktuell jedenfalls kein Grund.

Anfang September 2020 war eine 13-jährige Schülerin auf der Heimfahrt im Schulbus zusammengebrochen und im Krankenhaus verstorben. Die Internetseite von „Correctiv – Recherchen für die Gesellschaft" meldete am 05. Oktober 2020[11] in einem Faktencheck, dass die erste Obduktion die Todesursache nicht hatte klären können, so dass von der Staatsanwaltschaft eine weitere Obduktion beauftragt worden war. Auch die zweite Obduktion brachte offenbar keine genaueren Erkenntnisse, denn Correctiv berichtete, dass für ein Fremdverschulden keine Anhaltspunkte bestünden und es nach Ausführungen der rechtsmedizinischen Sachverständigen keine Hinweise auf einen ursächlichen Zusammenhang zwischen dem Tragen einer Mund-Nasen-Bedeckung und dem Todeseintritt gäbe, da nach Auskunft der Staatsanwaltschaft „ein normal getragener Mund-Nasen-Schutz auch nicht zu einer übermäßigen Ansammlung von Kohlenstoffdioxid wie beispielsweise bei einer Rückatmung aus einer Tüte führe, da eine Maske seitlich offen und der Stoff teilweise luftdurchlässig sei."

Wie die Dissertation von Butz zu den OP-Masken gezeigt hat, liegt aber gerade hier eine falsche Vorstellung zugrunde, denn auch OP-Masken schließen nicht dicht ab und sind teilweise luftdurchlässig. Dies schließt eine übermäßige Ansammlung von Kohlendioxid hinter der Mund-Nasen-Bedeckung der Schülerin (noch dazu in einer womöglich kohlendioxidreichen Umgebungsluft im Schulbus) eben nicht aus, insbesondere weil die Beschaffenheit von Stoffmasken höchst unterschiedlich sein kann. Wenn die rechtsmedizinischen Sachverständigen die Möglichkeit einer übermäßigen Ansammlung von Kohlendioxid hinter der Maske der Schülerin allerdings per se ausschließen, ist es sehr wahrscheinlich, dass sie die Untersuchungen zur Todesursache auch gar nicht in diese Richtung durchführten.

AFP Deutschland und der Kinderarzt Eugen Janzen

In einem Faktencheck mit dem Titel „Nein, dieser Kinderarzt belegt keine Gefahren für Kinder durch Masken" vom 08. Januar 2021 beschäftigte sich AFP Deutschland[12] mit einem Video des Kinderarztes Eugen Janzen, das dieser im Dezember 2020 bei Youtube veröffentlicht hatte:

„Tausende Facebook-User haben seit Mitte Dezember die Versuchsergebnisse eines Kinderarztes verbreitet, wonach Mund-Nasen-Bedeckungen zu einem gefährlichen Anstieg von Adrenalin im Körper von Kindern führen sollen. Seine Versuchsergebnisse durchliefen allerdings kein wissenschaftliches Verfahren. Führende Experten und Expertinnen auf dem Gebiet der Kinder- und Hormon-Medizin widersprechen den Behauptungen des Kinderarztes, der seine Ergebnisse in dem Video präsentierte. Masken führen demnach weder bei Erwachsenen noch bei Kindern zu solchen Effekten."

Die von AFP befragten Endokrinologen, Kinder- und Jugendmediziner und ein Pneumologe bemängelten unabhängig voneinander formale und inhaltliche Probleme bei Janzens Experiment. Die Beobachtungen ließen sich nicht ohne weiteres auf das Tragen von Masken zurückführen, da Adrenalin- und Noradrenalin-Werte im Körper von zahlreichen Faktoren beeinflusst würden. Im Artikel heißt es:

„AFP hat zum Thema mit Dr. med. Burkhard Rodeck gesprochen, Generalsekretär der Deutschen Gesellschaft für Kinder und Jugendmedizin (DGKJ) und Leiter der Kinder-Gastroenterologie am Christlichen Kinderhospital Osnabrück.

Er hält erst einmal grundlegend fest: Ein Zusammenhang zwischen diesem normalen Prozess und gesundheitlichen Gefahren durch die Gefäßerweiterung gebe es nicht. Nur eine Überschreitung von Normbereichen stelle ein Risiko dar. Masken jedenfalls führten nicht dazu: "Ich habe da eine Mathearbeit oder vielleicht bin ich gestresst durch die Maske und habe deshalb eine etwas höhere Adrenalinausschüttung", erklärte er in einem Telefonat mit AFP am 17. Dezember 2020. Um eine gefährliche Vasodilatation zu erzeugen, bräuchte es aber einen Grad an Adrenalinausschüttung, wie ihn etwa nur ein Tumor auslösen könne."

Gemäß Dr. Rodeck ist nur eine Überschreitung des Normbereiches bei Adrenalin – (bzw. Noradrenalin) ein gesundheitliches Risiko, dies ist nicht weiter ungewöhnlich. Masken führten nicht zu einer Überschreitung des Normbereichs, sondern vielleicht zu einer etwas erhöhten Adrenalinausschüttung, so die Meinung Dr. Rodecks, Belege oder gar Studien für die Aussage werden nicht benannt.

AFP gibt im Folgenden die Aussage von Prof. Dr. Angela Hübner wieder:

„Das bestätigte auch Prof. Dr. Angela Hübner, Leiterin des Fachbereiches Endokrinologie und Diabetologie an der Klinik für Kinder- und Jugendmedizin am Universitätsklinikum Carl-Gustav Carus in Dresden auf AFP-Anfrage am 7. Januar 2021: "Wir kennen eine längerfristige und deutliche Erhöhung von Adrenalin und verwandten Stresshormonen nur bei Kindern, die bestimmte Tumore haben, wie beispielsweise ein Phäochromocytom." Dabei handelt es sich um eine Erkrankung des Nebennieremarks, wo Adrenalin gebildet wird, erklärte Hübner.
Das Tragen von Masken führe nicht zu solch einer kritischen Adrenalin-Ausschüttung: "Es ist in keiner Weise vorstellbar, dass das Tragen einer Maske zu Erhöhungen der Stresshormone

in diesem Ausmaß führen könnte", sagte Hübner."

Prof. Hübner stellt also fest, dass eine längerfristige und deutliche Erhöhung von Stresshormonen nur bei Kindern mit bestimmten Tumoren bekannt sei und es nicht vorstellbar sei, dass Masken zu einer Erhöhung in diesem Ausmaß führen könnten; also einfaches Nicht-Wissen und fehlendes Vorstellungsvermögen als Beleg von AFP für eine angeblich nicht bestehende Gefährdung.

Auch Prof. Dr. Dr. Matthias Kroiß äußert sich kritisch zu Janzens Experiment:

„Prof. Dr. Dr. Matthias Kroiß, Sprecher des Beirats der Sektion Nebenniere der Deutschen Gesellschaft für Endokrinologie und Oberarzt am Münchner Ludwig-Maximilians-Universitätsklinikum sieht Janzens Experiment ebenfalls kritisch. "Die Messung von Adrenalin und Noradrenalin im Urin ist starken Schwankungen unterworfen", schrieb er am 18. Dezember in einer E-Mail an AFP. Die Veränderungen könnten auch an körperlicher Aktivität oder der Tageszeit liegen."

Die erhöhten Messwerte für Adrenalin und Noradrenalin könnten also auch andere Gründe haben als das Tragen einer Maske, so Prof. Kroiß. Dies schließt jedoch das Maskentragen als Ursache keineswegs aus!

AFP schreibt weiter:

„Die drei Expertinnen und Experten sind sich einig, dass Janzens unveröffentlichter Versuch nicht den wissenschaftlichen Standards für eine Veröffentlichung standhält. Weder sei klar, welche Methoden Janzen bei der Laboranalyse verwendete, noch habe der Kinderarzt gezeigt, wann, wie und welche Masken er und die getesteten Kinder getragen hatten."

Halten wir also fest: Das (unveröffentlichte) Experiment Janzens hält nicht den wissenschaftlichen Standards einer Veröffentlichung stand. Die erhöhten Adrenalin- und Noradrenalin-Werte könnten auch andere Gründe als das Tragen von Masken haben. Ein gesundheitliches Risiko bestünde zudem erst bei einer Überschreitung des Normbereiches. Es sei unvorstellbar, dass das Tragen von Masken zu einer Erhöhung in einem solchen Ausmaß führen könne, dies sei nur von einem speziellen Tumor bekannt.

Dass das Experiment Janzens nicht die Standards für eine wissenschaftliche Veröffentlichung erfüllt, ist wenig verwunderlich, es war auch gar nicht sein Anliegen. Monatelang warb er für die Durchführung einer Studie, die die von ihm gemessenen Werte bestätigen könnte, erhielt dafür von seinen Fachkollegen jedoch kaum Unterstützung. Auch die von AFP Deutschland befragten Experten und Expertinnen zeigen – zumindest in dem Artikel – wenig Interesse an der Klärung der von Janzen vorgebrachten Vermutung eines (wie auch immer gearteten) gesundheitlichen Risikos durch das Tragen einer Maske: Die Gefahr einer gesundheitlichen Schädigung der Kinder durch stundenlanges Tragen von Masken an vielen Tagen der Woche haben die Experten mit ihren Mutmaßungen jedenfalls nicht ausschließen können. Da ist der Arbeitsschutz deutlich weiter: er hat immerhin eine Gefährdung der Beschäftigten durch Kohlendioxid erkannt und Maßnahmen zum Schutz der Beschäftigten benannt. Bei den Kindern begnügt man sich angesichts einer völlig neuartigen Situation unter Verweis auf fehlende Daten mit Nicht-Wissen:

„*Studien oder Adrenalin-Schwellenwerte für maskentragende Kinder gibt es nicht. Das bestätigen Rodeck, Hübner, Kroiß. Auch eine AFP-*

Suche auf Google Scholar ergab kein Ergebnis.
[...]
Auch Rodeck sagte zum Ergebnis, das Janzen als "Beweis" für den "Schaden der Masken" bezeichnete: "Natürlich kriege ich durch Stress eine erhöhte Adrenalinausschüttung. Das weiß man und muss es nicht beweisen. Ob es Effekte auf die Gesundheit hat, hat Janzen nicht gezeigt."

Und auch Dr. med. Dominic Dellweg, Chefarzt für Pneumologie und Intensivmedizin am Fachkrankenhaus Kloster Grafschaft und Mitglied der Deutschen Gesellschaft für Pneumologie und Beatmungsmedizin, verweist laut AFP auf fehlende Daten:

„Es fehlt bisher jeder Beweis, dass es bei gesunden Kindern durch das Tragen einer Maske zu einem über die Norm erhöhten CO_2-Wert im Blut kommt. Das wäre aber die Voraussetzung für Janzens Kausalität."

In einem früheren Faktencheck von November 2020, so AFP, hatte Dellweg bereits erklärt:

„Die Maske stellt einen zusätzlichen Widerstand für unsere Atmung dar, das heißt, unsere Atemmuskeln, hauptsächlich unser Zwerchfell, müssen sich mehr anstrengen, um die Luft

durch die Maske zu atmen. Diese vermehrte Anstrengung wird über Rezeptoren in den Atemmuskeln dem Gehirn als Luftnot gemeldet, obwohl die Werte für Sauerstoff und Kohlendioxid im Normbereich liegen."

Daraus folgert AFP:

„Anders gesagt: Das Tragen von Masken führt überhaupt nicht zu einem solchen Anstieg von CO_2 im menschlichen Körper, was somit keine gefährlichen Adrenalin-Werte auslösen kann."

Eine unzulässige Verallgemeinerung, denn die von Dellweg beschriebene Situation deckt keineswegs den gesamten Komplex der Atemregulation ab, und eine gefährliche noch dazu, wird doch hier etwas für lange Tragezeiten von Masken bei Kindern und Jugendlichen bestritten, was die Studie von Ulrike Butz bereits 2005 für gesunde Erwachsene nachgewiesen hat: schon nach 30 Minuten einen so deutlichen Anstieg von CO_2 im Blut aufgrund der vermehrten Rückatmung von Kohlendioxid hinter einer OP-Maske, dass sie ausdrücklich weitere Studien zu diesem Thema empfahl und von unnötigen Tragezeiten abriet. Genau diese Rückatmung des Kohlendioxids bzw. die von ihm bei den Kindern in seiner Praxis beobachteten Beschwerden sind es, die den Kinderarzt Eugen Janzen dazu bewogen, mit seinem Experiment die Notwendigkeit einer Studie zur Auswirkung des Maskentragens bei Kindern zu untermauern. Fehlende Erkenntnisse, gepaart mit der fehlenden Bereitschaft, durch wissenschaftliche Studien zu neuen Erkenntnissen zu kommen, um das Gefahrenpotential des Maskentragens für Kinder einordnen zu können, um Schaden und Nutzen im Pandemiegeschehen abwägen zu können, ist in höchstem Maße unverantwortlich. Wer die Rückatmung von CO_2 und den damit verbundenen, durch Butz lange vor der Corona-Pandemie nachgewiesenen CO_2-Anstieg im Blut leugnet und dies in den Medien verbreitet, setzt insbesondere die Kinder einem unbekannten, möglicherweise mit enormen Langzeitschäden in Nervensystem und Gehirn verbundenen Risiko aus, das im Extremfall – nach vielen Stunden Tragedauer auf dem Schulgelände, während der Wartezeit an der Bushaltestelle und im überfüllten Schulbus – sogar tödlich ausgehen könnte! „Könnte" zwar, denn die Todesursache der im Schulbus zusammengebrochenen 13-jährigen Schülerin ist nach wie vor unklar, aber das sollte ausreichen, um die Beschwerden der Kinder, wie sie der Kinderarzt Janzen in seiner Praxis erlebt oder im Register der Universität Witten-Herdecke gesammelt werden, zumindest ernst zu nehmen!

Der Totraum

Für das Ausmaß einer möglichen Rückatmung ist nicht nur die Permeabilität der Maske bedeutsam, wie es von Butz in ihrer Dissertation angesprochen wurde, sondern in hohem Maße die Größe des Totraums der Maske, also der Bereich hinter der Maske, aus dem zurückgeatmet wird. Ist der Totraum größer als das Atemvolumen, also als das Volumen der mit einem Atemzug eingeatmeten bzw. ausgeatmeten Luft, wird beim Atmen nur Luft aus dem Totraum, nicht aber Frischluft von außerhalb der Maske eingeatmet. Grundsätzlich sollte der Totraum einer Mund-Nasen-Bedeckung möglichst klein gehalten werden, um beim Atmen zusätzlich zur rückgeatmeten Luft aus dem Totraum möglichst viel Frischluft einzuatmen. Ist der Totraum kleiner als das Atemvolumen, garantiert die Durchlässigkeit einer Maske für Luft und damit auch für Kohlendioxid, so wie es im dpa-Faktencheck auch für mehrlagige Stoffmasken behauptet wurde, allerdings nicht, dass sich kein bzw. nur wenig Kohlendioxid hinter der Maske ansammeln kann, denn das zwischen den Atemzügen den Stoff passierende Kohlendioxid müsste mindestens dieselbe Menge sein wie das ausgeatmete Kohlendioxid, damit es zu keiner Anreicherung von CO_2 hinter der Maske kommt. Ein derartiger Ausgleich zwischen der Co_2-Konzentration hinter der Maske und in der umgebenden Frischluft geschieht in der Zeit zwischen zwei Atemzügen allerdings nicht von allein bzw. nicht in ausreichendem Maße, so dass auch bei einer gegebenen Durchlässigkeit des Maskenmaterials für Kohlendioxid der Totraum deutlich kleiner als das Atemvolumen sein muss, um eine signifikante Rückatmung des CO_2 zu verhindern..

Nebenwirkungen des Maskentragens bei Kindern und Jugendlichen

Inzwischen sind die sogenannten Alltagsmasken, deren Beschaffenheit im Übrigen so unterschiedlich ist, dass man kaum eine allgemeingültige Aussage machen kann, im öffentlichen Raum überwiegend verboten und durch medizinische Masken, vor allem OP- und FFP2-Masken, ersetzt worden. Selbst in den Schulen und Betreuungseinrichtungen gilt für Kinder vielfach flächendeckend eine Pflicht zum Tragen von medizinischen Masken bis in den Unterricht hinein.

Einen Eindruck von Art und Häufigkeit der Nebenwirkungen des Maskentragens bei Kindern und Jugendlichen kann das weltweit erste Register zur Sammlung von Nebenwirkungen der Universität Witten-Herdecke vermitteln. (Zur Erinnerung: Ab einer Konzentration von 5% in der eingeatmeten Luft treten deutliche Beschwerden auf: Kopfschmerzen, Schwindel, danach beschleunigter Herzschlag, Blutdruckanstieg, Atemnot und schließlich Bewusstlosigkeit. Eine CO_2-Konzentration von 8% führt innerhalb von 30 bis 60 Minuten zum Tod.) Die folgenden Zahlen sind einem Eilbeschluss des

Familiengerichts Weimar vom 08.04.2021, AZ 9 F 148/21, entnommen, der im nächsten Kapitel vorgestellt wird[15]. Anhand von 20.353 Eltern-Einträgen zu 25.930 Kindern erstellten die Autoren eines Artikels zu den ersten Ergebnissen des Registers, der in der Fachzeitschrift „Monatsschrift Kinderheilkunde" publiziert wurde, folgende Tabelle zu körperlichen Symptomen:

Symptome	Gesamt n (%)	Alter 0 bis 6 n (%)	Alter 7 bis 12 n (%)	Alter 13 bis 17 n (%)
Kopf-schmerzen	13.811 (53,3)	960 (24,0)	7863 (54,6)	4988 (66,4)
Konzentra-tions-schwierig-keiten	12.824 (49,5)	961 (24,0)	7313 (50,8)	4550 (60,5)
Unwohlsein	10,907 (42,1)	1040 (28,0)	6369 (44,2)	3498 (46,5)
Benommen-heit/ Müdigkeit	9460 (36,5)	729 (18,2)	5163 (35,8)	3568 (47,5)
Engegefühl unter der Maske	9232 (35,6)	968 (24,2)	5427 (37,7)	2837 (37,7)
Gefühl der Atemnot	7700 (29,7)	677 (16,9)	4440 (30,8)	2583 (34,4)

Schwindel	6848 (26,4)	427 (10,7)	3814 (26,5)	2607 (34,7)
Trockener Hals	5883 (22,7)	516 (12,9)	3313 (23,0)	2054 (27,3)
Kraftlosig- keit	5365 (20,7)	410 (10,2)	2881 (20,0)	2074 (27,6)
Bewegungs- unlust, Spielunlust	4629 (17,9)	456 (11,4)	2824 (19,6)	1349 (17,9)
Jucken in der Nase	4431 (17,1)	513 (12,8)	2550 (17,7)	1368 (18,2)
Übelkeit	4292 (16,6)	310 (7,7)	2544 (17,7)	1438 (19,1)
Schwäche- gefühl	3820 (14,7)	300 (7,5)	2020 (14,0)	1500 (20,0)
Bauch- schmerzen	3492 (13,5)	397 (9,9)	2292 (15,9)	803 (10,7)
Beschleu- nigte Atmung	3170 (12,2)	417 (10,4)	1796 (12,5)	957 (12,7)
Krankheits- gefühl	2503 (9,7)	205 (5,1)	1328 (9,2)	970 (12,9)
Engegefühl im Bauch	2074 (8,0)	161 (4,0)	1122 (7,8)	791 (10,5)
Augenflim- mern	2027 (7,8)	149 (3,7)	1047 (7,3)	831 (11,1)
Appetit- losigkeit	1812 (7,0)	182 (4,5)	1099 (7,6)	531 (7,1)
Herzrasen, Herz-	1459 (5,6)	118 (2,9)	766 (5,3)	575 (7,6)

stolpern, Herzstiche				
Rauschen im Ohr	1179 (4,5)	107 (2,7)	632 (4,4)	440 (5,9)
Kurzzeitige Bewusst- seinsbeein- trächtigung/ Ohnmachts anfälle	565 (2,2)	39 (1,0)	274 (1,9)	252 (3,4)
Erbrechen	480 (1,9)	40 (1,0)	296 (2,1)	144 (1,9)

In einem Freitextfeld des Registers konnten weitere Nebenwirkungen eingetragen werden. Dort wurden von den Eltern die folgenden gesundheitlichen Beschwerden genannt:

- 269 Einträge zu verschlechterter Haut, v. a. vermehrte Pickel, Ausschläge und allergische Erscheinungen um den Mundbereich bis hin zu Pilzerkrankungen in und um den Mund
- 151 Einträge zu Nasenbluten
- 122 Einträge zu Schulunlust bis hin zu Schulangst/Schulverweigerung
- 64 Einträge zu vermehrtem Schwitzen
- 52 Einträge zu Druckstellen und Wunden hinter den Ohren

- 46 Einträge zu wunden oder rissigen und z. T. blutigen Lippen
- 31 Einträge zu gesteigerten Migräneanfällen in Frequenz und Ausprägungsgrad
- 23 Einträge zu Beeinträchtigungen des Sehens
- 13 Einträge zu Aphten

Damit wurden, wie die Autoren des Artikels anmerken, innerhalb einer einzigen(!) Woche mehr Kinder und Jugendliche mit maskenbedingten körperlichen Beschwerden gemeldet als zum damaligen Zeitpunkt mit einem positiven SARS-CoV-2-Testergebnis gemeldet waren. Angesichts dieser Beschwerden ist es kaum nachvollziehbar, dass Kinder und Jugendliche entgegen den Mutmaßungen der Mediziner im Artikel von AFP Deutschland nicht permanent unter erheblichem Stress leiden sollten, der sich auch in der erhöhten Ausschüttung von Stresshormonen wie Cortisol und Adrenalin äußert.

Neben den zahlreichen physischen Beschwerden konnten auch psychische Auswirkungen gemeldet werden. Sie sind in der folgenden Tabelle aufgeführt:

psychische Nebenwirkungen	Gesamt n (%)	Alter 0 bis 6 n (%)	Alter 7 bis 12 n (%)	Alter 13 bis 17 n (%)
Das Kind ist häufiger gereizt als sonst	11364 (60,4)	1041 (40,0)	6566 (62,1)	3757 (66,5)
Das Kind ist weniger fröhlich	9286 (49,3)	959 (36,9)	5640 (53,3)	2687 (47,6)
Das Kind möchte nicht mehr zur Schule/in den Kindergarten gehen	8280 (44,0)	824 (31,7)	5168 (48,9)	2288 (40,5)
Das Kind ist unruhiger als sonst	5494 (29,2)	773 (29,7)	3515 (33,2)	1206 (21,4)
Das Kind schläft schlechter als sonst	5849 (31,1)	633 (24,3)	3507 (33,2)	1709 (30,3)
Keine weiteren Auffälligkeiten	7103 (27,4)	1400 (35,0)	3834 (26,6)	1869 (24,9)
Das Kind hat neue Ängste entwickelt	4762 (25,3)	713 (27,2)	2935 (27,8)	1114 (19,7)

Das Kind schläft mehr als sonst	4710 (25,0)	319 (12,3)	2183 (20,6)	2208 (39,1)
Das Kind spielt weniger	2912 (15,5)	400 (15,4)	1998 (18,9)	514 (9,1)
Das Kind hat einen größeren Bewegungs drang als sonst	1615 (8,6)	253 (9,7)	1124 (10,6)	238 (4,2)

Auch wenn die Einträge nicht repräsentativ sind, so verdeutlichen sie doch, dass zahlreiche Kinder durch die Pflicht zum Maskentragen unter erheblichen körperlichen und psychischen Beeinträchtigungen leiden. Die Häufigkeit der genannten körperlichen Nebenwirkungen – Kopfschmerzen (53,3% gesamt, 24,0% 0-6 Jahre, 54,6% 7-12 Jahre, 66,4% 13-17 Jahre), Atemnot (29,7% ges., 16,9%, 30,8%, 34,4%), Schwindel (26,4% ges., 10,7%, 26,5%, 34,7%), erhöhte Herzfrequenz (5,6% ges., 2,9%, 5,3%, 7,6%), Bewusstlosigkeit (2,2% ges., 1,0%, 1,9%, 3,4%) – insgesamt, aber auch die zunehmende Häufigkeit einzelner Beschwerden von den jüngeren zu den älteren Kindern hin, die mit der zunehmenden Tragedauer der Masken in der Schule und auf dem Schulweg im öffentlichen Nahverkehr korreliert, weisen deutlich auf eine Kohlendioxidvergiftung hin. Den meisten Eltern, Schulleitern und Lehrern, die im guten Glauben an die Wirksamkeit von Masken als Schutz vor Infektionen den Kindern trotz geäußerter Beschwerden das Tragen der Masken nahelegen bzw. vorschreiben, dürfte angesichts des in den Medien verbreiteten Eindrucks der gesundheitlichen Unbedenklichkeit jeder Art von Mund-Nasen-Bedeckung (abgesehen allenfalls von nicht ausreichend hygienischer Handhabung) nicht klar sein, welchem Risiko sie die Kinder und Jugendlichen durch die Rückatmung von CO_2 aussetzen, wie sie die Dissertation von Ulrike Butz bereits für normal atmende, gesunde Erwachsene schon bei einer Tragedauer von nur 30 Minuten für OP-Masken nachgewiesen hat. Die möglicherweise irreversiblen Schäden einer regelmäßig wiederholt auftretenden Kohlendioxidvergiftung (chronische Kohlendioxidvergiftung), die zusätzlich zu den jeweils akut auftretenden Symptomen entstehen könnten, insbesondere bei Kindern, bei denen die Entwicklung von Nervensystem und Gehirn noch nicht abgeschlossen ist, sind in dieser Betrachtung noch gar nicht berücksichtigt.

In der Politik ist der Effekt der Rückatmung von CO_2 unter einer Maske durchaus bekannt. Jedenfalls findet sich in einer Hausmitteilung des Deutschen Bundestages ein Hinweis, in dem den Abgeordneten und den im Bundestag tätigen Personen empfohlen wird, die Mund-Nasen-Bedeckung unter das Kinn zu schieben, sollten sie das Bedürfnis verspüren, einmal tief durchzuatmen. Jedoch wird zur Möglichkeit einer Gesundheitsgefährdung durch signifi-kant(!) angestiegene CO_2-Werte im Blut (man vergleiche mit der Tragedauer von 30 Minuten in der Dissertation von Ulrike Butz) ausdrück-lich keine Aussage gemacht. So heißt es lt. einem Artikel von FOCUS online in der Haus-mitteilung wörtlich[13]:

„Bereits nach 30 Minuten Tragedauer kann es je nach Art der Mund-Nasen-Bedeckung zu einem signifikanten Anstieg der CO2-Werte im Blut kommen, da die ausgeatmete Luft unter Umständen nicht so gut entweichen kann. Ein ständiges Aus- und wieder Anziehen der Mund-Nasen-Bedeckung ist aber auch nicht sinnvoll, da so das Risiko einer Kontamination erhöht wird. Zwischendurch sollte man sie also zum Durchatmen eher unters Kinn schieben, aber weitertragen."

Ein Sprecher der Bundestagsverwaltung erklärte dazu:

„Bei lebensnaher Betrachtungsweise besteht aber gelegentlich das Bedürfnis in geeigneten Situationen einen kurzen Moment ‚durchzuatmen‘ [...] Der Hinweis auf den CO2-Wert dient ausschließlich einer möglichen Erläuterung für dieses Bedürfnis, beinhaltet aber keine wissenschaftliche Stellungnahme und insbesondere auch keine Behauptung einer Gesundheitsgefährdung.“

Wie gehabt also: welche gesundheitlichen Auswirkungen signifikant erhöhte CO_2-Werte haben könnten – darüber weiß man nichts. Doch schon das gelegentliche Herunterziehen der Masken, um einmal kurz „durchzuatmen“, stellt in Schule und Schulbus angesichts strenger Vorgaben zum Schutz vor Infektionen und sozialem Druck ein zu „vermeidendes Risiko“ dar, dem insbesondere Kinder nur wenig entgegen zu setzen haben. Mindestens an eine Aufforderung zu unterlassener Hilfeleistung grenzt die im Bayrischen Rahmen-Hygieneplan für Schulen[14] enthaltene Empfehlung, im Falle eines Notfalls, – ohne Einschränkung auch bei bewusstlosen(!) Schülern, die eine MNB tragen – , sollten „sowohl Ersthelfer als auch die hilfebedürftige Person – soweit möglich –

eine geeignete MNB tragen", anstatt diese schnellstmöglich von der hilfebedürftigen Person zu entfernen, um ggfs. eine zu hohe CO_2-Konzentration zu reduzieren!

Zusammenfassend kann festgestellt werden, dass die Eltern-Einträge zu knapp 26.000 Kindern im Register der Universität Witten-Herdecke zu Nebenwirkungen des Maskentragens bei Kindern und Jugendlichen sich in den beschriebenen körperlichen Symptomen wie Kopfschmerzen, Schwindel, beschleunigter Herzschlag, Atemnot bis hin zur Bewusstlosigkeit in 565(!) Fällen jedenfalls mit den Symptomen decken, die ab einer CO_2-Konzentration von 5 % in der Atemluft auftreten. Diese Übereinstimmungen in Verbindung mit dem Nachweis eines Anstiegs der CO_2-Konzentration in Atemluft und Blut durch das Tragen einer OP-Maske legt die Vermutung einer CO_2-Vergiftung der betroffenen Kinder mindestens(!) nahe! Seitens der Politik wird jede Stellungnahme zu einer gesundheitlichen Gefährdung, jedes Wissen um eine mögliche Vergiftung durch CO_2-Rückatmung – selbst angesichts signifikant gestiegener CO_2-Konzentrationen im Blut – offenbar absichtlich vermieden, wird die von einer Kohlendioxidvergiftung ausgehende Gesundheitsgefährdung gerade auch für Kinder und Jugendliche, von möglicherweise irreversiblen Langzeitschäden bis hin zur Bewusstlosigkeit (Narkose) und dem Risiko des Todes, ignoriert, eines Todes, dessen besondere Perfidität gerade darin besteht, dass aufgrund des vom Kohlendioxid gelähmten Atemzentrums zuvor noch nicht einmal Luftnot entsteht.

Kinder aber können dem sozialen Druck noch viel weniger entgegensetzen als Erwachsene und sind auf den Schutz durch Eltern, Lehrer und Erzieher angewiesen.

Kindeswohlgefährdung durch Masken:
der Eilbeschluss von Weimar

Dass die drastischen Kontaktbeschränkungen eines Lockdowns im privaten und im öffentlichen Raum zu massiven wirtschaftlichen, gesundheitlichen, sozialen und gesellschaftlichen Schäden führen, ist in der öffentlichen Diskussion unbestritten. Dennoch erfolgen einzelne Maßnahmen wie die nahezu ausnahmslos geltende Maskenpflicht für Kinder in den Schulen einseitig als zur Eindämmung von Neuinfektionen notwendig und bleiben ohne Abwägung von Nutzen und Schaden. In unverantwortlicher Weise werden mögliche gesundheitliche Auswirkungen des stundenlangen Maskentragens von Kindern bei politischen Entscheidungen bisher schlichtweg ignoriert.

Von daher ist der Beschluss des Weimarer Familiengerichts, AZ 9 F 148/21, vom 8. April 2021[15], mit dem den Schulen zweier Kinder im Wege einer einstweiligen Anordnung u. a. untersagt wurde, allen an den beiden Schulen unterrichteten Kindern im Unterricht und auf dem Schulgelände das Tragen von Masken vorzuschreiben, nur konsequent, wenn man denn das Kindeswohl ernst nimmt.

Eine Mutter hatte am zuständigen Familiengericht in Weimar ein Kinderschutzverfahren gem. § 1666 Abs. 1 und 4 BGB wegen Verletzung des Kindeswohls angeregt und geltend gemacht, dass ihre 14 und 8 Jahre alten Söhne durch den Zwang zum Tragen einer Gesichtsmaske und Einhaltung der geltenden Mindestabstände zu anderen Personen physisch, psychisch und pädagogisch geschädigt würden, ohne dass dem für sie selbst oder Dritte ein Nutzen entgegenstünde. Dadurch würden zugleich zahlreiche Rechte der Kinder und ihrer Eltern aus Gesetz, Verfassung und internationalen Konventionen verletzt. Da das Gericht es nach dem Stand der Wissenschaft als zumindest naheliegend ansah, dass das Tragen einer Maske eine Gefährdung darstellen könnte, leitete es das von der Mutter angeregte Verfahren ein und machte das, was die Politik, die aufgrund der Kinderrechtskonvention verpflichtet(!) ist, bei allen Entscheidungen stets das Kindeswohl zu berücksichtigen, hätte schon längst machen müssen, nämlich die Frage von Nutzen und Gefährdung zu prüfen. Dazu holte es die Stellungnahmen dreier Experten zur Wirksamkeit der den Kindern aufgezwungen Maßnahmen sowie zu möglichen bzw. bereits eingetretenen Schädigungen der Kinder ein, wobei auch die Elterneinträge im Register der

Universität Witten-Herdecke zu den Nebenwirkungen des Maskentragens bei Kindern und
Jugendlichen (s.o.) vorgestellt wurden. Nach
der Anhörung der Experten kam das Gericht zu
dem folgenden Ergebnis:

*„Der den Schulkindern auferlegte Zwang, Mas-
ken zu tragen und Abstände untereinander und
zu dritten Personen zu halten, schädigt die
Kinder physisch, psychisch, pädagogisch und in
ihrer psychosozialen Entwicklung, ohne dass
dem mehr als ein allenfalls marginaler Nutzen
für die Kinder selbst oder Dritte gegenübersteht. Schulen spielen keine wesentliche Rolle
im „Pandemie"-Geschehen.*
*Die verwendeten PCR-Tests und Schnelltests
sind für sich allein prinzipiell und schon im
Ansatz nicht geeignet, eine „Infektion" mit dem
Virus SARS-CoV-2 festzustellen. Das ergibt sich
nach den Darlegungen in den Gutachten bereits
aus den eigenen Berechnungen des Robert-
Koch-Instituts. […]*
*Ein (regelmäßiger) Zwang zum anlasslosen
Massentesten an Asymptomatischen, also Gesunden, für das schon die medizinische Indikation fehlt, kann nicht auferlegt werden, weil
er außer Verhältnis zu dem Effekt steht, der
damit erreicht werden kann. Zugleich setzt der
regelmäßige Zwang zum Test die Kinder*

psychisch unter Druck, weil so ihre Schulfähigkeit ständig auf den Prüfstand gestellt wird.

[...]

Dieses Ergebnis nur als unverhältnismäßig zu bezeichnen, wäre eine völlig unzureichende Beschreibung. Vielmehr zeigt sich, dass der diesen Bereich regulierende Landesverordnungsgeber in eine Tatsachenferne geraten ist, die historisch anmutende Ausmaße angenommen hat.

Mit der Anordnung solcher Maßnahmen wird das Wohl der Kinder, wie dargestellt, gefährdet, § 1666 BGB. Die Lehrkräfte dürfen sie deshalb nicht anordnen. Auf die entsprechenden landesrechtlichen Verordnungen und die angeführte Allgemeinverfügung können sie sich dabei nicht berufen, da diese schon wegen ihrer Ungeeignetheit, die angestrebten Ziele zu erreichen, in jedem Fall aber wegen ihrer Unverhältnismäßigkeit gegen den Verhältnismäßigkeitsgrundsatz verstoßen und damit verfassungswidrig und nichtig sind.

Darüber hinaus haben die Kinder einen Rechtsanspruch auf zugänglichen Schulunterricht.

Es erscheint nach dem gegenwärtigen Ermittlungsstand sehr wahrscheinlich, dass dieses Ergebnis im Hauptsacheverfahren bestätigt wird. Weitere Ausführungen bleiben einer Entscheidung dort vorbehalten. [...]

Die Nachteile für die Kinder, wenn die ange-
trebte Regelung durch das Familiengericht ver-
zögert wird, überwiegen dabei erheblich.
Die Eltern sind jedenfalls nicht in der Lage, die
Gefahr abzuwenden, § 1666 BGB. Mit Blick auf
das bevorstehende Ende der Osterferien be-
steht auch ein dringendes Bedürfnis, sofort
tätig zu werden.
Nach all dem war die aus dem Tenor ersicht-
liche Entscheidung geboten. Da die Mitschüler
der im Tenor namentlich genannten Kinder in
gleicher Weise betroffen sind, hat das Gericht
seine Entscheidung für diese mit getroffen."

Das Land Thüringen hatte sich im Vorfeld
dieses Eilbeschlusses bezeichnenderweise zu
den Vorwürfen der Kindeswohlgefährdung
nicht geäußert. Im Anschluss an den für den
Verordnungsgeber katastrophalen und beschä-
menden Beschluss besann sich die Landesre-
gierung nicht etwa auf ihre Verantwortung
gegenüber Tausenden von Kindern und Jugendlichen, sondern sprach dem Familiengericht
schlichtweg die Zuständigkeit ab. In einem
ähnlichen Verfahren hat das Oberlandgericht
Karlsruhe mit Beschluss vom 28.04.2021, AZ 20
WF 70/21, allerdings der Auffassung des Familiengerichts Porzheim, für die Überprüfung und
Außerkraftsetzung von staatlich angeordneten

Coronaschutzmaßnahmen wegen einer möglichen Kindeswohlgefährdung sei grundsätzlich nicht das Familiengericht, sondern generell das Verwaltungsgericht zuständig, widersprochen:

„Durch eine Anregung auf Einleitung eines familiengerichtlichen Verfahrens wird noch kein Verfahrensrechtsverhältnis begründet, das einer Rechtswegverweisung nach § 17a Abs. 2 Satz 1 GVG zugänglich wäre. Es sind lediglich Vorermittlungen einzuleiten. Ergibt die Prüfung, dass kein Anlass für die Einleitung eines Verfahrens besteht, sind die Ermittlungen einzustellen."

Da sich das Land Thüringen in dem Kindeswohlverfahren vor dem Familiengericht Weimar zu den Vorwürfen der Kindeswohlgefährdung überhaupt nicht geäußert hatte, konnte der Richter gar nicht anders, als den Stellungnahmen der angehörten Sachverständigen zu folgen. Dennoch ermittelt die Staatsanwaltschaft gegen den Familienrichter wegen des Verdachts der Rechtsbeugung und durchsuchte auch seine Wohnung. Zum gegenwärtigen Zeitpunkt liegt das Eilverfahren in zweiter Instanz beim zuständigen Oberlandgericht.

Das Familiengericht Weimar hatte bereits aufgrund der Stellungnahmen der angehörten Experten einen Nutzen der für die Schulen angeordneten Coronaschutzmaßnahmen allenfalls als marginal eingestuft, andererseits eine Schädigung der Kinder für sehr wahrscheinlich gehalten. Und dies, obwohl die von den Eltern im Register der Universität Witten-Herdecke berichteten Nebenwirkungen nicht in einen Zusammenhang mit der Symptomatik einer CO_2-Vergiftung gebracht worden waren.

SARS-CoV-2-Diagnostik

Im Beschluss des Familiengerichts Weimar spielen die zur Feststellung von SARS-CoV-2-Infektionen verwendeten PCR-Tests eine zentrale Rolle. Das Gericht kritisiert die regelmäßigen und anlasslosen Reihentests in den Schulen ohne jede medizinische Indikation und schließt sich der Einschätzung der Gutachter an, dass PCR-Tests und Schnelltests für sich allein genommen, also ohne Hinzunahme weiterer Kriterien, eine Infektion, d. h. nicht nur das Vorhandensein von Virus-DNA, sondern auch das Eindringen des Virus in den Organismus und seine dortige Vermehrung, nicht feststellen können:

„Die verwendeten PCR-Tests und Schnelltests sind für sich allein prinzipiell und schon im Ansatz nicht geeignet, eine „Infektion" mit dem Virus SARS-CoV-2 festzustellen.[...]
Ein (regelmäßiger) Zwang zum anlasslosen Massentesten an Asymptomatischen, also Gesunden, für das schon die medizinische Indikation fehlt, kann nicht auferlegt werden, weil er außer Verhältnis zu dem Effekt steht, der damit erreicht werden kann."

Eine Bestätigung dieser Einschätzung lässt sich auch in der medizinischen Fachliteratur finden. Der Hersteller verschiedener Tests zur SARS-CoV-2-Diagnostik „Biovis' Diagnostik MVZ GmbH" hat in seiner Fachinformation 08/2020 in einem kritischen Rückblick und Update für die bevorstehende Grippesaison 2020/2021 ausgeführt:

„Die im Herbst beginnende Grippesaison stellt dieses Jahr eine besondere Herausforderung dar:

- *SARS-CoV-2-Viren zuverlässig nachzuweisen,*
- *SARS-CoV-2-Viren von anderen häufig vorkommenden respiratorischen Erregern sicher zu unterscheiden […]"*

Zum SARS-CoV-2-Nachweis durch eine PCR gibt die Fachinformation folgende Erläuterungen:

„Die PCR-Technologie spielt in der frühen Phase der Virusinfektion eine wichtige Rolle, in der sich die Viren stark vermehren. Sie dient dem Erreger-Direktnachweis […] PCR-positiv werden Infizierte etwa 2 Tage vor Symptombeginn. Eine PCR-Testung von symptomfreien Patienten ist daher allenfalls bei Kontakt mit einem bekannt positiven Indexpatienten sinnvoll.

[…] Viele Labore setzen zum Nachweis von SARS-CoV-2 PCR-Verfahren ein, die nur das E-Gen des Virus erkennen. Diese Tests sind kostengünstig und zeichnen sich durch eine hohe Sensitivität aus. Da das E-Gen, welches lediglich die Virushülle codiert, aber nicht spezifisch für SARS-CoV-2 ist, sondern auch andere Coronaviren (Sarbecoviren) erkennt, wurden früher E-Gen-positive Proben mit einer 2. PCR untersucht, um sicherzustellen, dass es sich wirklich um SARS-CoV-2 handelt. Gesucht wurde in der Bestätigungs-PCR nach spezifischen Genen, wie dem RdRPGen, dem S-Gen oder dem ORF1-Gen. Als auf Empfehlung der WHO für endemische Gebiete die Bestätigungstests eingestellt wurden, erfolgte ab April 2020 in vielen kleineren Laboren ein PCR-Nachweis von SARS-CoV-2 nur noch über das E-Gen."

Wie aus einer Meldung von T-Online vom 02.09.2020 hervorgeht[17], gibt es allerdings auch größere Labore, die nur auf ein Gen testen und keine Bestätigungstests durchführen, während andere an der Notwendigkeit einer Testung auf mehrere Genstellen festhalten, um so die Zahl falsch positiver Ergebnisse deutlich zu reduzieren :

„Die Deutsche Presse-Agentur hat beispielhaft mehrere große Labore angefragt. Konkret geantwortet hat Synlab, ein Anbieter, der nach eigenen Angaben aktuell bis zu 80.000 Tests pro Woche durchführt. Synlab schreibt, dass standardmäßig nicht auf mehrere Genstellen getestet wird. Auch werde nicht jedes positive Testergebnis mit einem Zusatztest bestätigt. Dies sei in Anbetracht der Expertise und der Qualität der Tests nicht mehr erforderlich.

Der Laborbetreiber Bioscentia erläutert auf seiner Internetseite, dass bei den Tests nach drei Virusgenorten gesucht werde. Daher addiere sich die sogenannte Gesamt-Spezifität auf 99,99 %. Von 10.000 Nicht-Infizierten bekommt demnach einer ein falsch positives Ergebnis, glaube also fälschlicherweise, er sei infiziert."

Ein weiteres Kriterium bei der Interpretation von PCR-Testergebnissen ist der sogenannte CT-Wert. Die Fachinformation von Biovis informiert dazu wie folgt:

„Bei PCR-Tests ist es nicht nur wichtig zu wissen, ob SARS-CoV-2 nachgewiesen werden konnte oder nicht, es ist auch wichtig zu erfahren, wie viele Viren gefunden wurden. Aufschluss darüber gibt der sogenannte CT-Wert,

die Zahl an Amplifikationszyklen, die erforder-
lich ist, um das Virus nachweisbar zu machen.
Bei Patienten mit einer sehr hohen Viruslast
finden sich CT-Werte unter 20. Mittlere CT-
Werte von 25 lassen auf das Vorhandensein
von etwa 100.000 Viren/ml schließen. Bei CT-
Werten von 30 sind es gerade einmal 100.
Liegen die CT-Werte über 33 oder 34 sind es
weniger als 20 Viren/ml. Eine Anzucht der
Erreger gelingt in diesen Fällen kaum noch.
Aufgrund der geringen Viruslast, sind die
Patienten daher nicht mehr infektiös. Um die
Sensitivität des SARS-CoV-2-Nachweises zu er-
höhen und auch geringste Virusmengen bei
beginnenden Infektionen erfassen zu können,
wurde jedoch empfohlen die Zahl der Ampli-
fikationszyklen auf 40 zu erhöhen. Damit wird
die Detektionsgrenze des Verfahrens erreicht,
wobei die erhöhte Sensitivität zu Lasten der
Spezifität geht, d. h. falsch positive Ergebnisse
werden häufiger. Fraglich positive SARS-CoV-2-
PCR-Tests mit CT-Werten über 35 sind nicht
selten und sollten immer kontrolliert werden."

Zusammenfassend wird in der Fachinformation
schließlich zum von Biovis' Diagnostik angebo-
tenen PCR-Test festgehalten:

„Das von Biovis eingesetzte Testverfahren weist neben dem E-Gen zwei SARS-CoV-2-spezifische Gene nach, das RdRP und das S-Gen. Es kann also sicher unterschieden werden, ob es sich wirklich um SARS-CoV-2 oder um andere Coronaviren handelt. Biovis gibt nicht nur Ergebnisse als „positiv" oder „negativ" an. Im Befund werden CT-Werte aufgeführt, die Rückschlüsse auf die Viruslast zulassen. Das ist wichtig, denn mehrere Studien weisen darauf hin, dass Patienten mit CT-Werten über 33 oder 34 nicht mehr ansteckend sind. Dies berücksichtigt auch das RKI bei seinen Entlassungsrichtlinien (Stand Juli 2020).

Résumé: Das PCR-Verfahren ist ein sehr sensitives und wertvolles Instrument zum Nachweis von SARS-CoV-2, allerdings nur dann, wenn die oben genannten Kriterien tatsächlich Berücksichtigung finden."

Erkältungssymptome sind gerade bei Kindern, deren Immunsystem noch im Aufbau ist, in den Wintermonaten recht häufig. Hier besteht prinzipiell die Möglichkeit einer Verwechslung mit anderen Erregern. Eine derartige Differenzierung bei der Verwendung von PCR-Tests zum SARS-CoV-2-Nachweis (erforderlich ist dazu ein sogenannter Multiplex-PCR-Test) ist allerdings keineswegs selbstverständlich und schon gar nicht immer gegeben. Dies wäre neben dem plötzlichen „Aussterben" von Influenza und RSV übrigens eine weitere mögliche Erklärung für die Ergebnisse der Arbeitsgemeinschaft Influenza (AGI) des Robert-Koch-Instituts, wonach im Sentinel des AGI in der Grippesaison 2020/2021 keine Influenzaviren bzw. kaum RSV-Viren nachgewiesen wurden (s. Anhang B). In der Fachinformation von Biovis' Diagnostik heißt es dazu:

„Im Herbst beginnt die Grippesaison aufs Neue und damit die Zeit der respiratorischen Erreger, wie u. a. Influenza- und Corona-Viren. Millionen Menschen werden grippale Symptome zeigen, viele von ihnen werden sich auf SARS-CoV-2 untersuchen lassen aus Angst an COVID-19 zu erkranken. Alleine um die Angst nicht weiter zu schüren, erscheint es sinnvoll bei auftretenden Symptomen im Abstrich nicht nur nach SARS-CoV-2, sondern gleichzeitig nach anderen häufigen „Grippeviren" zu suchen. In eher seltenen Fällen wird die Ursache SARS-CoV-2 sein.

Biovis bietet mit dem neuen SARS-CoV-2 PCR Plus-Profil einen Multiplex-PCR-Test an, der neben dem neuen Coronavirus mit Influenza A und B sowie RSV A und B weitere besonders häufige Erreger von Atemwegsinfektionen nachweist. Da die Viren ähnliche Symptome hervorrufen, bietet der Test eine schnelle und zuverlässige Möglichkeit zur Ursachenklärung. Natürlich beinhaltet auch das SARS-CoV-2-PCR-Plus-Profil alle oben genannten, wichtigen Kriterien. Die Multiplex-PCR enthält eine Abstrichkontrolle, sie ermöglicht durch Kombination mehrerer Zielgene einen spezifischen Nachweis von SARS-CoV-2 und bietet eine Erregerquantifizierung über CT-Werte."

Lungenentzündungen können allerdings nicht nur von Viren verursacht werden, sondern auch von Bakterien oder Pilzen. Auch ganz gewöhnliche Bakterien, die häufig in den oberen Atemwegen vorkommen, können unter besonderen Umständen schwere Lungenentzündungen und Tod verursachen. Eine Untersuchung an postmortalen Proben von Menschen, die 1918 – 1919 an Influenza (Spanische Grippe) starben, ergab einheitlich schwere Veränderungen, die auf bakterielle Lungenentzündung hinwiesen. Die Studie mit dem Titel „Predominant Role of Bacterial Pneumonia as a Cause of Death in Pandemic Influenza: Implications for Pandemic Influenza Preparedness" von 2008 von David. M. Morens, Jeffrey

K. Taubenberger und Anthony S. Fauci[18] kam zu dem Ergebnis:

„The majority of deaths in the 1918–1919 influenza pandemic likely resulted directly from secondary bacterial pneumonia caused by common upper respiratory–tract bacteria."

(„Die Mehrheit der Todesfälle in der Influenza-Pandemie 1918-1919 resultierte wahrscheinlich direkt aus einer sekundären bakteriellen Lungenentzündung, verursacht durch gewöhnliche Bakterien der oberen Atemwege.")

Gerade vor dem Hintergrund, dass auch während der Spanischen Grippe weltweit eine strenge Maskenpflicht bestand, sollte die Erkenntnis, dass die tödlichen Lungenentzündungen der Spanischen Grippe überwiegend durch gewöhnliche Bakterien der oberen Atemwege verursacht wurden, dringend weitere Forschungen über einen möglichen Zusammenhang zwischen dem Tragen von Masken im Alltag und sekundären bakteriellen Lungenentzündungen anregen. Dies gilt umso mehr, als dass auch bei COVID-19 sehr häufig sekundäre bakterielle Infektionen die Lungenentzündungen verursachen. Die Pharmazeutische Zeitung veröffentlichte dazu bereits am

28.04.2020 unter dem Titel „Erst Coronavirus, dann Superbugs" einen Artikel, der sich mit Sekundärinfektionen bei COVID-19-Patienten befasste[19]:

„Die Sekundärinfektionen bei den Covid-19-Patienten scheinen dabei auch einen Einfluss auf deren Überleben zu haben. Eine weitere Auswertung von Krankenhauspatienten in Wuhan, die ebenfalls im »The Lancet« veröffentlicht wurde, zeigt, dass die Hälfte aller verstorbenen Covid-19-Patienten eine Sekundärinfektion hatte. Allzu überraschend ist das nicht. Bereits während früherer Pandemien, etwa der Spanischen Grippe, starben viele Patienten nicht an dem Virus selbst, sondern an einer bakteriellen Sekundärinfektion."

Dieses Wissen um die Bedeutung von sekundären bakteriellen Infektionen der Lunge für schwere und tödliche Verläufe von COVID-19, seien es gewöhnliche Bakterien, die sich in durchfeuchteten Masken stark vermehren können, oder multiresistente Krankenhauskeime, ist im Alltagswissen insbesondere von medizinisch nicht geschulten Menschen viel zu wenig gegenwärtig, obwohl die hygienische Handhabung der Masken von lebenswichtiger Bedeutung zu sein scheint. Dies gilt umso mehr für Kinder, denen eine solche Handhabung i. A. schwerer fallen dürfte.

Im weiteren Verlauf der Fachinformation von Biovis' Diagnostik findet sich eine mögliche Erklärung, warum so viele Menschen mit einer SARS-CoV-2-Infektion nicht oder nur leicht erkranken:

„Eine zelluläre Basisimmunität durch kreuz-reagierende T-Lymphozyten, ausgelöst durch vorangegangene Infektionen mit weltweit endemischen Coronaviren, scheint die wahrscheinlichste Erklärung für die Tatsache zu sein, dass 80 – 90 % der Menschen nach einer Infektion mit SARS-CoV-2 nicht oder nur leicht erkranken.
Zahlreiche Studien konnten zeigen, dass bei einem erheblichen Anteil von bisher nicht exponierten Menschen aus unterschiedlichsten Regionen bereits T-Zellen vorhanden sind, die spezifisch auf SARS-CoV-2 reagieren [38, 42, 52 – 54]. Das deutet auf bereits existierende kreuzreaktive T-Gedächtniszellen hin."

Die Publikation von Biovis' Diagnostik schließt mit einem beruhigenden Ausblick auf die zum Zeitpunkt der Veröffentlichung noch bevorstehende Grippesaison 2020/2021:

„Auch wenn mit der bevorstehenden Grippe-saison die SARS-CoV-2-Problematik wieder alle Medien beherrschen wird und die Testzahlen auf neue Höchststände ansteigen werden, haben wir mit den vorgestellten Testverfahren ein ausgewogenes Instrumentarium um sicher analysieren und Angst nehmen zu können. Gerade die neuen Erkenntnisse über eine zelluläre Abwehr gegen SARS-CoV-2 und eine vermutlich bestehende Basisimmunität durch kreuzreagierende T-Zellen lassen für die Zu-kunft hoffen. Nachweisverfahren hierfür stehen Ihnen schon jetzt bei Biovis zur Verfügung!

Ganz abgesehen von einer soliden Diagnostik wissen Sie, dass gerade unsere integrative Medizin zahlreiche Möglichkeiten für eine gute und wissenschaftlich fundierte Prävention bie-tet."

Schluss

Das erklärte Ziel der Coronaschutzmaßnahmen war und ist es, eine Überlastung des Gesundheitssystems zu verhindern, wobei schwere und tödliche Verläufe vor allem alte Menschen mit Vorerkrankungen betreffen.

Doch es erfolgt noch immer kein Abbau des schon lange bestehenden und bekannten Pflegefachkräftemangels durch Verbesserung der Arbeitsbedingungen, kein Wort zur Stärkung des Immunsystems durch gesunde Ernährung und Vitamine oder durch Bewegung, keine schnellstmögliche Zulassung neuer bzw. anderweitig bereits zugelassener Medikamente, keine Forschung an herkömmlichen Impfstoffen, nicht einmal eine exakte Datenerhebung zum Infektionsgeschehen, da bei den Meldezahlen zur 7-Tage-Inzidenz nicht einmal zwischen positiv Getesteten, Infizierten und Erkrankten unterschieden wird. Eine differenzierte Beschäftigung mit SARS-CoV-2 bzw. COVID-19, sei es nun Diagnostik, Therapie oder Prävention, findet nur auf den unteren Ebenen, niemals aber auf Regierungsebene statt.

Stattdessen immer dieselbe Antwort der Politik: Distanzierung, Maskentragen, Lockdown ohne Rücksicht auf die angerichteten Schäden.

Dabei erfolgte schon der erste Lockdown im März 2020 zu einem Zeitpunkt, als der-R-Wert längst unter 1 gesunken, die Pandemie also bereits im Abklingen war, und bewirkte kein weiteres Absinken des R-Wertes[20]. Statt überlastetem Gesundheitssystem gab es im Frühjahr 2020 Leerstand und Kurzarbeit in Krankenhäusern und Arztpraxen[21]. Während durch die Maßnahmen in Europa in Afrika Millionen von Menschen zusätzlich von Armut und dem Hungertod bedroht sind[22], wird hier die Impfung nahezu der gesamten Bevölkerung vom Säugling bis zum Greis als einzige Rettung aus dem Dauer-Lockdown angepriesen, obwohl vermutlich längst eine breite Herdenimmunität aufgrund von Kreuzimmunität mit altbekannten Coronaviren besteht. Dabei handelt es sich noch dazu um neuartige, bei Menschen noch nie zuvor zugelassene mRNA-Impfstoffe in Notzulassung, die in früheren Tierversuchen stets fehlgeschlagen waren, mit verkürzter Testdauer und ausgelassenen Tierversuchen. Die Impfung möglichst vieler Menschen in Deutschland und weltweit ist damit nichts anderes als ein großangelegtes Experiment mit völlig ungewissem Ausgang bezüglich Art und Ausmaß von Nebenwirkungen und Langzeitfolgen der Impfstoffe. Schon jetzt zeigt sich, dass Thrombosen, Autoimmunreaktionen und sogar Todesfälle keine verschwindend kleine Minderheit sind. Regelmäßige Auffrisch-Impfungen, womöglich halbjährlich, inklusive.

Schadensersatzleistungen aufgrund von Impfschäden, das wurde vertraglich mit Pfizer und Co. so geregelt, werden ebenso wie die Entwicklungskosten der Impfstoffe vom Staat, also von den Bürgern, getragen, während die Gewinne selbstverständlich an die Pharmakonzerne gehen…

(Faschismus = Allianz zwischen Großkonzernen und Politik, so hatte es Mussolini definiert, der den Begriff erstmals für sich selbst verwandte.)

„Die Ergebnisse von 1933 bis 1945 hätten spätestens 1928 bekämpft werden müssen. Später war es zu spät. Man darf nicht warten, bis der Freiheitskampf Landesverrat genannt wird. Man darf nicht warten, bis aus dem Schneeball eine Lawine geworden ist. Man muss den rollenden Schneeball zertreten, die Lawine hält keiner mehr auf …"

(Erich Kästner)

Anhang A:
Auszug aus dem Beschluss des Familiengerichts Weimar vom 08. 04.2021

(Aktenzeichen: 9 F 148/21)

„I. Den Leitungen und Lehrern der Schulen der Kinder A, geb. am …, und B, geboren am …, nämlich der Staatlichen Regelschule X, Weimar, und der Staatlichen Grundschule Y, Weimar, sowie den Vorgesetzten der Schulleitungen wird untersagt, für diese und alle weiteren an diesen Schulen unterrichteten Kinder und Schüler folgendes anzuordnen oder vorzuschreiben:

1. im Unterricht und auf dem Schulgelände Gesichtsmasken aller Art, insbesondere Mund-Nasen-Bedeckungen, sog. qualifizierte Masken (OP-Maske oder FFP2-Maske) oder andere, zu tragen,

2. Mindestabstände untereinander oder zu anderen Personen einzuhalten, die über das vor dem Jahr 2020 Gekannte hinausgehen,

3. an Schnelltests zur Feststellung des Virus SARS-CoV-2 teilzunehmen.

II. Den Leitungen und Lehrern der Schulen der Kinder A, geb. am …, und B, geboren am …, nämlich der Staatlichen Regelschule X, Weimar, und der Staatlichen Grundschule Y, Weimar, sowie den Vorgesetzten der Schulleitungen wird geboten, für diese und alle weiteren an diesen Schulen unterrichteten Kinder und Schüler den Präsenzunterricht an der Schule aufrechtzuerhalten.

III. Von der Erhebung von Gerichtskosten wird abgesehen. Die beteiligten Kinder tragen keine Kosten. Ihre außergerichtlichen Kosten tragen die Beteiligten selbst.

IV. Die sofortige Wirksamkeit der Entscheidung wird angeordnet.
[...]
„Für die im Tenor namentlich genannten Kinder hat deren Mutter, die mit dem Vater der Kinder gemeinsam sorgeberechtigt ist, mit Schriftsatz vom 13.03.2021 beim Amtsgericht – Familiengericht – Weimar ein „Kinderschutzverfahren gem. § 1666 Abs. 1 und 4 BGB" angeregt.
Die Kinder besuchen in Weimar die Staatliche Regelschule X und die Staatliche Grundschule Y, der ältere Sohn im Alter von 14 Jahren die achte Klasse, der jüngere Sohn im Alter von 8 Jahren die dritte Klasse.
Ihre Mutter macht geltend, dass durch den für ihre Kinder in deren Schulen geltenden Zwang,

eine Gesichtsmaske zu tragen und unter-
einander und zu anderen Personen Mindest-
abstände einzuhalten, das Wohl ihrer Kinder
gefährdet sei.

Die Kinder würden physisch, psychisch und
pädagogisch geschädigt, ohne dass dem ein
Nutzen für die Kinder oder Dritte gegen-
überstehe. Dadurch würden zugleich zahlreiche
Rechte der Kinder und ihrer Eltern aus Gesetz,
Verfassung und internationalen Konventionen
verletzt.

[...]

Das Bundesverfassungsgericht möge gebeten
werden, diesen abgetrennten Verfahrensteil
mit der Verfassungsbeschwerde des Richters
am Landgericht Dr. Pieter Schleiter vom
31.12.2020, Az.: 1 BvR 21/21, unter Bezug-
nahme auf die dortige eingehende Begründung
zu verbinden.

Das Gericht hat daraufhin das hier vorliegende
einstweilige Anordnungsverfahren 9 F 148/21
sowie das parallele Hauptsacheverfahren 9 F
147/21 eingeleitet und den Kindern gemäß §
158 FamFG die im Rubrum genannte Rechts-
anwältin als Verfahrensbeistand bestellt.

[...]

Der ältere Sohn, der Beteiligte zu 1), ist schul-
pflichtig in Thüringen und besucht im Alter von
14 Jahren die 8. Klasse der Staatlichen Regel-

schule X in Weimar. Er fällt damit in den Anwendungsbereich der Allgemeinverfügung.

Der Verfahrensbeistand trägt vor, der Beteiligte zu 1) müsse im Schulgebäude und im Klassenraum bis zu seinem Platz eine Maske tragen, danach dürfe er die Maske meist absetzen. Auf dem Schulhof müsse auch Maske getragen werden, wenn der Abstand von 1,50 m nicht eingehalten werden könne. Die Schüler würden fortwährend aufgefordert, den ganzen Tag auch im Unterricht eine qualifizierte Maske zu tragen, obwohl sie noch keine 15 Jahre alt seien.

In der Woche vom 08.03.2021 bis zum 12.03.2021 habe sogar im Sportunterricht eine qualifizierte Maske getragen werden müssen. Nach Aussage des Schulleiters habe das Kind den ganzen Tag die Maske zu tragen.

Seitdem Maskenpflicht bestehe, gehe der Beteiligte zu 1) nicht mehr gern zur Schule. Er habe starke Kopfschmerzen und ihm sei oft übel, wenn er Maske trage. Leichte Infekte, wie Schnupfen, leichter Husten, nähmen zu, wenn er Maske trage. Diese Infekte zögen sich zudem länger hin als sonst. Dem Beteiligten zu 1) sei zwei- bis dreimal in der Woche stark übel, wenn er Maske trage. Kopfschmerzen habe er meist nach der Schule und am Ende des Unter-

richtstages, dann aber so stark, dass er sich fast übergeben müsse vor Schmerzen.

Der Beteiligte zu 1) habe am 22.03.2021 ein Maskenattest vorgelegt. Daraufhin sei er von seiner Lehrerin diskriminiert und beleidigt worden. Er habe sich in die hintere Ecke des Unterrichtsraumes setzen müssen und sei nicht mehr mit Namen angeredet worden, sondern nur noch mit „Du ohne Maske". Am 23.03.2021 habe daraufhin der Schulleiter die Eltern des Beteiligten zu 1) angerufen. Er habe ihnen mitgeteilt, dass das Attest des Beteiligten zu 1) zwar zur Kenntnis genommen worden sei, ihn aber in der Schule nicht von der Maskenpflicht befreie. Die Erteilung einer Maskenbefreiung obliege dem Schulleiter, so der Schulleiter weiter. Nach Aussage des Schulleiters könne ein Arzt den Beteiligten zu 1) nicht befreien, nur dem Schulleiter obliege es, dies zu tun. Nach dem Schulleiter müssten alle Schüler ab der 7. Klasse eine sogenannte qualifizierte Maske tragen. Rein tatsächlich würden aber im Unterricht oft die Masken nicht getragen, dies seien dann die Maskenpausen.

Der Beteiligte zu 1) müsse auf dem Schulhof in der Pause eine Maske tragen oder Abstand einhalten, es dürfe keinen direkten Kontakt geben. Er finde dies nicht so toll, da das die

einzige Zeit sei, in der er sich mit seinen Mit-
schülern unterhalten könne.

Eine Gefährdungsbeurteilung erfolge nicht.

Die Lehrer achteten nicht auf eine korrekte
Handhabung der Maske oder das Wechseln bei
Durchfeuchtung der Maske. Die Lehrer erklär-
ten zudem gar nichts zum Maskentragen.

Der jüngere Sohn, der Beteiligte zu 2), ist schul-
pflichtig in Thüringen und besucht im Alter von
8 Jahren die 3. Klasse der Staatlichen Grundschule Y in Weimar. Er fällt damit in den Anwendungsbereich der Allgemeinverfügung.

Der Verfahrensbeistand trägt vor, der Beteiligte
zu 2) müsse eine Stoffmaske/einen Schlauchschal im Schulgebäude und im Klassenraum bis
zu seinem Platz tragen. Auf dem Weg zum
Mittagessen und im Essenssaal müsse ebenfalls
eine Maske getragen werden, bis der Beteiligte
zu 2) mit seinem Essen am Tisch sitze. Dabei
werde ihm eine Essenszeit von 15 Minuten
eingeräumt, ein Essen in Ruhe sei ihm nicht
gestattet. In den Horträumen sollten die Kinder
auch Maske tragen, daher gehe die Hortnerin
viel raus, um die Maskenzeiten zu verringern.

Im Unterricht müssten derzeit keine Masken
getragen werden, dies seien die Maskenpausen.

Der Beteiligte zu 2) gehe seit der Pflicht zum Tragen der Maske nicht mehr gern in die Schule. Er habe vermehrt Kopfschmerzen, teilweise mit Übelkeit. Zudem habe der Beteiligte zu 2) oft Bauchschmerzen. Zu starken Kopfschmerzen und Übelkeit komme es ca. ein- bis zweimal pro Woche. Bauchschmerzen habe der Beteiligte zu 2) ca. viermal im Monat, dann aber auch mit Erbrechen. Der Beteiligte zu 2) habe Kopfschmerzen und Unwohlsein in zeitlichem Zusammenhang mit dem Tragen der Maske, Bauchschmerzen habe er meist nachts. Er weine im Schlaf und schlafe sehr unruhig. In der Schule traue sich der Beteiligte zu 2) nicht, etwas zu sagen, wenn es ihm schlecht gehe.

Mit der Schulleitung sei nicht über die Probleme gesprochen worden, weil die Eltern Angst vor Repressalien ihrem Kind gegenüber hätten und es hätten schützen wollen.

Eine Gefährdungsbeurteilung erfolge nicht. Die Lehrer achteten nicht auf eine korrekte Handhabung der Maske oder das Wechseln bei Durchfeuchtung der Maske. Die Lehrer erklärten zudem gar nichts zum Maskentragen.

Der Beteiligte zu 2) sei zudem bereits von einer anderen Lehrerin angeschnauzt worden, er solle keinen Schlauchschal tragen, sondern eine richtige Maske. Der Beteiligte zu 2) sei daraufhin derart verstört, dass er nunmehr ungern in die Schule gehe.

[...]

In der Stellungnahme sollen zu allen Fragen für alle tatsächlichen Behauptungen die wissenschaftlichen Evidenzen angegeben und mit der Angabe zugänglicher Quellen belegt werden.

1. Welche Ziele verfolgt der Freistaat Thüringen mit den Maßnahmen insbesondere der Maskenpflicht von Schülern und den für sie geltenden Abstandsvorschriften genau?

2. Ist der Nutzen dieser Maßnahmen in Bezug auf die Ausbreitung mit dem Virus SARS-CoV-2 evidenzbasiert nachgewiesen?

3. Wurden die möglichen physischen Auswirkungen insbesondere der Maskenpflicht, aber auch der Abstandsvorschriften für Kinder evidenzbasiert geprüft, insbesondere auch hinsichtlich des unterschiedlichen Atemvolumens von Erwachsenen und Kindern? Zu welchen Ergebnissen aufgrund welcher Studien und Quellen ist der Freistaat Thüringen dabei gelangt?

4. Wurden die möglichen psychischen Auswirkungen insbesondere der Maskenpflicht, aber auch der Abstandsvorschriften für Kinder evidenzbasiert geprüft? Wurden dabei die möglichen Folgen aufgrund von Möglichkeiten zu nur reduzierter Kommunikation, mögliche

Gefahren durch verzerrte Wahrnehmung der Mimik und von Emotionen und mögliche Gefahren für die psychosoziale Entwicklung geprüft? Zu welchen Ergebnissen aufgrund welcher Studien und Quellen ist der Freistaat Thüringen dabei gelangt?

5. Wurde die Verhältnismäßigkeit der Maßnahmen hinsichtlich des Nutzens (sowohl für die Schulkinder selbst als auch für Dritte) gegenüber den möglichen negativen Auswirkungen für die Schulkinder und Dritte geprüft und nachvollziehbar bewertet?

6. Wie wird das Infektionsgeschehen mit dem Virus SARS-CoV-2 ermittelt?

7. Soweit dazu der RT-q-PCR-Test verwendet wird: Welcher Test oder welche Tests (Hersteller/Testname) wird/werden in Thüringen in den Laboren durchgeführt? Wie sind die Labore akkreditiert, die den Test durchführen? Welche Testkontrollen werden verwendet? Wie überwachen die Behörden die Zuverlässigkeit der Testdurchführung? Werden regelmäßig unabhängige Ringversuche durchgeführt?

8. Wie viele Genabschnitte und welche wurden und werden bei dem RT-q-PCR-Test in Thüringen untersucht? Bis zu welchen Amplifikations-/Verdoppelungsschritten (ct-Wert) wurde und wird der Test in Thüringen als „positiv" bewertet?

9. Ist der RT-q-PCR-Test in der Lage, ein vermehrungsfähiges und weitergabefähiges Virus SARS-CoV-2 nachzuweisen?

10. Welche Sensitivität und welche Spezifität weisen die verwendeten RT-q-PCR-Tests auf? Soweit bekannt, wurden diese Parameter in der Praxis durch eine deutsche Institution bisher nur einmal nach für einen Ringversuch anerkanntem Testdesign ermittelt, nämlich durch INSTAND, einer Gesellschaft zur Förderung der Qualitätssicherung in medizinischen Laboratorien e.V., die u.a. mit der WHO zusammenarbeitet. Diese kommt in ihrem 51-seitigen „Kommentar zum Extra Ringversuch Gruppe 340 Virusgenom-Nachweis-SARS-CoV-2" von Prof. Dr. Heinz Zeichhardt, Charité – Universitätsmedizin Berlin, und Dr. Martin Kammel – in Kooperation mit der Charité, Universitätsmedizin Berlin, Institut für Virologie, dem Nationalen Konsiliarlaboratorium für Coronaviren Prof. Dr. Christian Drosten, Dr. Victor M. Corman u.a. – vom 2.5.2020, aktualisiert am 3.6.2020, hinsichtlich der Spezifität des PCR-Tests auf eine Falsch-positiv-Rate zwischen 1,4 % und 2,2 %; dabei sind die „Ausreißer" durch Vertauschungen bereits herausgerechnet. Wird diese Falsch-positiv-Rate bei der Berechnung der „Inzidenzen" berücksichtigt? (Anmerkung hierzu: Es gibt einen weiteren Ringversuch von

Instand e.V., der im Juni/Juli 2020 begonnen wurde, dessen Ergebnisse aber nicht öffentlich zugänglich sind.)

Was bleibt bei Einberechnung dieser Falsch-positiv-Rate zwischen 1,4 und 2,2 % - dies möge verbal und rechnerisch dargestellt werden – unter Annahme realistischer Prävalenzen von den derzeit für Thüringen gemeldeten „Inziden-zen" noch übrig?

https://www.instand-ev.de/ringversuche-online/ringversuche-service.html#rvp//340/-2020/

11. Was genau wird unter „Inzidenz" verstan-den? Soweit gerichtsbekannt, meint dieser Begriff das Auftreten von Neuerkrankungen in einer (immer wieder getesteten) definierten Personengruppe in einem definierten Zeitraum, während nach dem Gericht vorliegenden Informationen den durchgeführten Testungen tatsächlich undefinierte Personengruppen in undefinierten Zeiträumen zugrunde liegen, womit die sog. „Inzidenzen" lediglich schlichte Melderaten wären. Falls dem so ist: Wie wirkt sich das auf die Aussagekraft der Testungen hinsichtlich des Infektionsgeschehens aus?

12. Wird bei der Anwendung des RT-q-PCR-Tests die WHO Information Notice for IVD Users 2020/05 beachtet? Danach muss, soweit das Testresultat nicht mit dem klinischen Befund

eines Untersuchten übereinstimmt, eine neue Probe genommen und eine weitere Untersuchung vorgenommen sowie Differentialdiagnostik betrieben werden; nur dann kann nach diesen Vorgaben ein positiver Test gezählt werden.

https://www.who.int/news/item/20-01-2021-who-information-notice-for-ivd-users-2020-05

13. Wird sichergestellt, dass mehrfach getestete Personen nicht jedes Mal als neuer „Fall" gezählt werden? Wie geschieht dies ggfls.?

14. Wie wirkt sich die zusätzliche Einführung von Schnelltests auf die Ermittlung des Infektionsgeschehens aus? Werden die negativ Getesteten in den Schnelltests ebenfalls zahlenmäßig erfasst? Wie wird sichergestellt, dass die Kombination aus positivem Schnelltest und negativem RT-q-PCR-Test dann nicht als „positiv" in den Statistiken auftaucht bzw. bei beiden Tests „positiv" nur einmal als „positiv" gewertet wird (analog zu Frage 13)? Werden für die Ermittlung einer realistischen Infektionsquote auch die beim Schnelltest negativ Getesteten einbezogen?

15. Geht der Weitere Beteiligte davon aus, dass asymptomatisch positiv Getestete ansteckend sein, also das Virus SARS-CoV-2 weitergeben können? Bejahendenfalls wird gebeten, dies zu quantifizieren und die wissenschaftlichen

Belege dafür zu benennen. Wird dabei auch die am 20.11.2020 publizierte Studie aus Wuhan, China, mit etwa 10 Millionen Teilnehmern beachtet? Die Forscher dieser Studie kamen zu dem Ergebnis, dass die Entdeckungsrate asymptomatischer positiver Fälle in Wuhan nach der zuvor durchgeführten Abriegelung mit 0,303/10.000 sehr niedrig war und es keine Hinweise darauf gibt, dass die identifizierten asymptomatischen positiven Fälle überhaupt infektiös waren.

https://www.nature.com/articles/s41467-020-19802-w

16. Geht der Weitere Beteiligte davon aus, dass präsymptomatisch positiv Getestete an-steckend sein, also das Virus SARS-CoV-2 weitergeben können? Bejahendenfalls wird gebeten, dies zu quantifizieren.

17. Wie hoch ist die Infektiosität symptoma-tisch positiv Getesteter?

18. Wird derzeit noch bei Testungen nach anderen Viren, beispielsweise Influenza, ge-sucht und auch darauf getestet?

[…]

Es soll zu den nachfolgend unter I. angeführten Fragen Beweis erhoben werden durch Einholung schriftlicher Sachverständigengut-achten.

In die Begutachtung sollen ausdrücklich die in den aktualisierten rechtlichen Hinweisen des Gerichts vom 25.03.2021 aufgeworfenen Fragen mit einbezogen werden.

I. Es soll Beweis erhoben werden über folgende Fragen:

1. Kann das Tragen von Gesichtsmasken unterschiedlicher Art das Infektionsrisiko mit dem Coronavirus SARS-CoV-2 (nennenswert) senken? Dabei soll zwischen Kindern im Besonderen und Erwachsenen im Allgemeinen und zwischen asymptomatischen, präsymptomatischen und symptomatischen Menschen unterschieden werden.

2. Welche Schäden physischer, psychischer und pädagogischer Art können durch das Tragen von Masken insbesondere bei Kindern entstehen?

3. Besteht überhaupt ein Infektionsrisiko, das durch das Tragen von Gesichtsmasken (oder andere Maßnahmen) abgesenkt werden könnte?

4. Kann durch die Einhaltung von Abstandsvorschriften das Infektionsrisiko insbesondere bei Kindern abgesenkt werden?

5. Bieten Kinder möglicherweise sogar eine „Schutzfunktion" vor der Verbreitung mit dem Coronavirus SARS-CoV-2 in dem Sinne, dass sie die Verbreitung des Virus eher abbremsen und

vor schweren Covid-19-Erkrankungen eher schützen?

6. Welches methodische Niveau und ggfls. welche methodischen Mängel weisen existierende Studien zum Infektionsgeschehen an Schulen und zu der Wirksamkeit von Maßnahmen wie Maskentragen und Abstandhalten an Schulen auf?

7. Welche Aussagekraft zur Erkennbarkeit einer Infektion mit dem Coronavirus SARS-CoV-2 liefern der RT-q-PCR-Test und die derzeit verwendeten Schnelltests?

Zu Gutachtern für die Fragen zu I.1. – 6. wurden Frau Prof. Dr. med. Ines Kappstein und Herr Prof. Dr. Christof Kuhbandner bestellt. Zur Gutachterin für die Frage I.7. wurde Frau Prof. Dr. rer. biol. hum. Ulrike Kämmerer bestellt.

Prof. Dr. med. Ines Kappstein, Hygienikerin, ist Fachärztin für Mikrobiologie, Virologie und Infektionsepidemiologie sowie Fachärztin für Hygiene und Umweltmedizin. Ihre Habilitation erfolgte im Fach Krankenhaushygiene. Von 1998 bis 2006 war sie im Klinikum rechts der Isar der TU München tätig. Von 2006 bis 2016 war sie Chefärztin der Abteilung Krankenhaushygiene an den Kliniken Südostbayern AG der Landkreise Traunstein und Berchtesgadener Land. Seit 2017 betreut sie mehrere Akut-,

Fach- und Reha-Kliniken in selbständiger Tätigkeit.

Prof. Dr. Christof Kuhbandner ist Professor für Psychologie, Lehrstuhlinhaber des Lehrstuhls für Pädagogische Psychologie an der Universität Regensburg und Experte im Bereich wissenschaftlicher Methoden und Diagnostik.

Prof. Dr. rer. biol. hum. Ulrike Kämmerer vertritt am Universitätsklinikum Würzburg, Frauenklinik, insbesondere die Schwerpunkte Humanbiologie, Immunologie und Zellbiologie."

Zu den Stellungnahmen der Beteiligten stellt der Beschluss fest:

„Die als Verfahrensbeistand eingesetzte Rechtsanwältin hat mit Schriftsatz vom 06.04.2021 auf fast 170 Seiten umfangreich zu allen tatsächlichen und rechtlichen Fragen eingehend Stellung genommen. Darauf wird wegen der weiteren Einzelheiten verwiesen."

bzw.

„Eine Stellungnahme des Freistaats Thüringen und der Schulen der Kinder ist innerhalb der gesetzten Frist im hier vorliegenden einstweiligen Anordnungsverfahren nicht erfolgt."

Die vom Gericht bestellten Gutachter nahmen auf ca. 140 Seiten Stellung zu den Fragen der

Beweiserhebung. Danach kam das Familiengericht zu folgendem Ergebnis:

„Die landesrechtlichen Vorschriften, wie in A II. näher ausgeführt (das gilt auch für sie aktualisierende inhaltsgleiche oder inhaltsähnliche), sind verfassungswidrig, weil sie gegen den im Rechtsstaatsprinzip wurzelnden Verhältnismäßigkeitsgrundsatz verstoßen, Artikel 20, 28 Grundgesetz.

Nach diesem auch als Übermaßverbot bezeichneten Grundsatz müssen die zur Erreichung eines legitimen Zwecks vorgesehenen Maßnahmen geeignet, erforderlich und verhältnismäßig im engeren Sinn – soll heißen: bei Abwägung der mit ihnen erreichten Vor- und Nachteile – sein.

Die entgegen § 1 Absatz 2 IfSG nicht evidenzbasierten Maßnahmen sind bereits ungeeignet, den mit ihnen verfolgten grundsätzlich legitimen Zweck zu erreichen, eine Überlastung des Gesundheitssystems zu vermeiden oder das Infektionsgeschehen mit dem Virus SARS-CoV-2 abzusenken. In jedem Fall sind sie aber unverhältnismäßig im engeren Sinne, denn den dadurch bewirkten erheblichen Nachteilen/Kollateralschäden steht kein erkennbarer Nutzen für die Kinder selbst oder Dritte gegenüber.

Die Ungeeignetheit und Unverhältnismäßigkeit der vorgeschriebenen Maßnahmen wird nachfolgend begründet. Gleichwohl ist darauf hinzuweisen, dass nicht die Beteiligten die Verfassungswidrigkeit der Eingriffe in ihre Rechte zu begründen hätten, sondern umgekehrt der Freistaat Thüringen, der mit seinen landesrechtlichen Vorschriften in die Rechte der Beteiligten eingreift, mit der gebotenen wissenschaftlichen Evidenz beweisen müsste, dass die von ihm vorgeschriebenen Maßnahmen dazu geeignet sind, die angestrebten Zwecke zu erreichen, und dass sie ggfls. verhältnismäßig sind. Das ist bisher nicht ansatzweise geschehen.

2. Der fehlende Nutzen des Maskentragens und des Einhaltens von Abstandsvorschriften für die Kinder selbst und Dritte
Die Gutachterin Prof. Dr. med. Ines Kappstein hat in ihrem vollständig vorliegenden Gutachten, vgl. A VIII., die gesamte internationale wissenschaftliche Datenlage zu Masken ausgewertet.
Zur Überzeugung des Gerichts führt sie zusammenfassend aus, dass eine Effektivität von Masken für gesunde Personen in der Öffentlichkeit nicht durch wissenschaftliche Evidenz belegt ist. Ebenso sind ‚Fremdschutz‘ und die

'unbemerkte Übertragung', womit das RKI seine 'Neubewertung' begründet hat, nicht durch wissenschaftliche Fakten gestützt. Plausibilität, mathematische Schätzungen und subjektive Einschätzungen in Meinungsbeiträgen können bevölkerungsbezogene klinisch-epidemiologische Untersuchungen nicht ersetzen. Experimentelle Untersuchungen zur Filterleistung von Masken und mathematische Schätzungen sind nicht geeignet, eine Wirksamkeit im wirklichen Leben zu belegen. Die internationalen Gesundheitsbehörden sprechen sich zwar für das Tragen von Masken im öffentlichen Raum aus, sagen aber auch, dass es dafür keine Belege aus wissenschaftlichen Untersuchungen gibt.

[...]

Es gibt keine Belege dafür, dass Gesichtsmasken unterschiedlicher Art das Infektionsrisiko durch SARS-CoV-2 überhaupt oder sogar nennenswert senken können. Diese Aussage trifft auf Menschen aller Altersgruppen zu, also auch auf Kinder und Jugendliche sowie auf asymptomatische, präsymptomatische und symptomatische Personen.

Im Gegenteil besteht eher die Möglichkeit, dass durch die beim Tragen von Masken noch häufigeren Hand-Gesichtskontakte das Risiko erhöht wird, selbst mit dem Erreger in Kontakt zu kommen oder Mit-Menschen damit in Kontakt zu bringen.

Für die normale Bevölkerung besteht weder im öffentlichen noch im privaten Bereich ein Infektionsrisiko, das durch das Tragen von Gesichtsmasken (oder anderen Maßnahmen) gesenkt werden könnte.

Es gibt keinen Anhalt dafür, dass die Einhaltung von Abstandsvorschriften das Infektionsrisiko senken kann. Dies gilt für Menschen aller Altersgruppen, also auch für Kinder und Jugendliche.

Diese Ergebnisse werden durch die umfangreichen Feststellungen des Gutachters Prof. Dr. Kuhbandner bestätigt. Auch danach gibt es bisher keine hochwertige wissenschaftliche Evidenz dafür, dass durch das Tragen von Gesichtsmasken das Infektionsrisiko nennenswert gesenkt werden kann. Die Empfehlungen des RKI und der S3-Leitlinie der Fachgesellschaften beruhen nach den Feststellungen des Gutachters auf Beobachtungsstudien, Laboruntersuchungen zum Filtereffekt und Modellierungsstudien, welche nur niedrige und sehr niedrige Evidenz liefern, weil aus solchen Studien aufgrund der zugrundeliegenden Methodik keine wirklich validen Schlüsse auf den Effekt von Masken im Alltag und an Schulen gezogen werden können. [...]

Hinzu kommt, dass das erreichbare Ausmaß der Reduktion des Ansteckungsrisikos durch das Maskentragen an Schulen an sich sehr gering ist, weil an Schulen auch ohne Masken sehr selten Ansteckungen auftreten. Dementsprechend ist die absolute Risikoreduktion so gering, dass eine Pandemie damit nicht in relevanter Weise bekämpft werden kann.

Die aktuell angeblich steigenden Infektionszahlen bei Kindern gehen nach den Ausführungen des Gutachters mit hoher Wahrscheinlichkeit in Wirklichkeit darauf zurück, dass die Testanzahl bei den Kindern in den vorangegangenen Wochen stark zugenommen hat. Da das Ansteckungsrisiko an Schulen an sich sehr klein ist, ist selbst bei einer möglichen Erhöhung der Ansteckungsrate bei der neuen Virusvariante B.1.1.7 in der in Studien vermuteten Größenordnung nicht damit zu rechnen, dass sich an Schulen die Virusausbreitung nennenswert erhöht.

Diesem geringen Nutzen stehen zahlreiche mögliche Nebenwirkungen in Bezug auf das körperliche, psychische und soziale Wohlergehen von Kindern entgegen, unter denen zahlreiche Kinder leiden müssten, um eine einzige Ansteckung zu verhindern.

[...]

Auch die Gutachterin Prof. Dr. rer. biol. hum. Kämmerer bestätigt in ihrem molekularbiologischen Sachverständigengutachten, dass ein PCR-Test – auch wenn er korrekt durchgeführt wird – keinerlei Aussage dazu treffen kann, ob eine Person mit einem aktiven Erreger infiziert ist oder nicht. [...]

Vielmehr müssen für die Feststellung einer aktiven Infektion mit SARS-CoV-2 weitere, und zwar konkret diagnostische Methoden wie die Isolation von vermehrungsfähigen Viren eingesetzt werden.

Unabhängig von der prinzipiellen Unmöglichkeit, mit dem PCR-Test eine Infektion mit dem Virus SARS-CoV-2 festzustellen, hängen darüber hinaus die Ergebnisse eines PCR-Tests nach den Ausführungen der Gutachterin Prof. Dr. Kämmerer von einer Reihe von Parametern ab, die zum einen erhebliche Unsicherheiten bedingen und zum anderen gezielt so manipuliert werden können, dass viele oder wenige (scheinbar) positive Ergebnisse erzielt werden.

Von diesen Fehlerquellen sollen zwei markante herausgegriffen werden.

Dazu gehört zum einen die Zahl der zu testenden Zielgene. Diese wurde nach den Vorgaben der WHO von ursprünglich drei sukzessive auf eins reduziert.

Die Gutachterin rechnet vor, dass durch die Verwendung nur noch eines zu testenden Zielgens bei einer Mischpopulation von 100.000 Tests mit keiner einzigen tatsächlich infizierten Person aufgrund einer bei einem Instand-Ringversuch festgestellten mittleren Fehlerrate sich ein Ergebnis von 2.690 falsch positiv Getesteten ergibt. Bei Verwendung von 3 Zielgenen wären es lediglich 10 falsch positiv Getestete.

Würden die 100.000 durchgeführten Tests repräsentativ bei 100.000 Bürgern einer Stadt/ eines Landkreises innerhalb von 7 Tagen durchgeführt sein, so ergibt sich alleine aus dieser Reduzierung der verwendeten Zielgene hinsichtlich der „Tagesinzidenz" ein Unterschied von 10 Falsch-Positiven gegenüber 2690 Falsch-Positiven und davon abhängig die Schwere der ergriffenen Freiheitsbeschränkungen der Bürger.

Wäre konsequent die korrekte „Targetanzahl" von drei bzw. sogar besser (wie z.B. in Thailand) bis zu 6 Genen für die PCR-Analyse verwendet worden, hätte sich die Rate der positiven Tests und damit die „7-Tagesinzidenz" fast komplett auf null reduziert.

Zum anderen gehört zu den Fehlerquellen der sog. ct-Wert, also die Zahl der Amplifikations-

/Verdopplungsschritte, bis zu der der Test noch als „positiv" gewertet wird.

Die Gutachterin weist darauf hin, dass nach einhelliger wissenschaftlicher Meinung alle „positiv"-Resultate, die erst ab einem Zyklus von 35 erkannt werden, keinerlei wissenschaftliche (d.h.: keine evidenzbasierte) Grundlage haben. Im Bereich ct-Wert 26-35 kann der Test nur als positiv gewertet werden, wenn mit Virusanzucht abgeglichen. Der mit Hilfe der WHO weltweit propagierte RT-qPCR-Test zum Nachweis von SARS-CoV-2 hingegen war (und ihm folgend auch alle anderen auf ihm als Blaupause basierenden Tests) auf 45 Zyklen eingestellt, ohne einen CT-Wert für „positiv" zu definieren.

Die Gutachterin führt im Gutachten weitere Fehlerquellen bei der Handhabung des Tests an. [...]

Festzuhalten bleibt, dass der verwendete PCR-Test ebenso wie die Antigen-Schnelltests, wie gutachterlich nachgewiesen, prinzipiell nicht zur Feststellung einer Infektion mit dem Virus SARS-CoV-2 geeignet sind. Dazu kommen die beschriebenen und andere im Gutachten aufgeführte Fehlerquellen mit gravierenden Auswirkungen, so dass eine adäquate Feststellung des Infektionsgeschehens mit SARS-

CoV-2 in Thüringen (und bundesweit) nicht ansatzweise vorhanden ist.

Ohnehin wird der Begriff der „Inzidenz" vom Landesverordnungsgeber fehlgebraucht. Denn „Inzidenz" meint eigentlich das Auftreten von Neuerkrankungen in einer (immer wieder getesteten und ggfls. ärztlich untersuchten) definierten Personengruppe in einem definierten Zeitraum, vgl. Nr. 11 der rechtlichen Hinweise des Gerichts. Tatsächlich aber werden undefinierte Personengruppen in undefinierten Zeiträumen getestet, so dass es sich bei dem, was als „Inzidenz" ausgegeben wird, lediglich um schlichte Melderaten handelt.

Die infection fatality rate jedenfalls beträgt nach einer Metastudie des Medizinwissenschaftlers und Statistikers John Ioannidis, eines der meistzitierten Wissenschaftler weltweit, die im Oktober 2020 in einem Bulletin der WHO veröffentlicht wurde, 0,23 % und liegt damit nicht höher als bei mittelschweren Influenzaepidemien.

https://www.who.int/bulletin/online_first/BLT.20.265892.pdf"

Das Gericht kam schließlich zu dem folgenden Ergebnis:

„Der den Schulkindern auferlegte Zwang, Masken zu tragen und Abstände untereinander und zu dritten Personen zu halten, schädigt die Kinder physisch, psychisch, pädagogisch und in ihrer psychosozialen Entwicklung, ohne dass dem mehr als ein allenfalls marginaler Nutzen für die Kinder selbst oder Dritte gegenübersteht.

Schulen spielen keine wesentliche Rolle im „Pandemie"-Geschehen.

Die verwendeten PCR-Tests und Schnelltests sind für sich allein prinzipiell und schon im Ansatz nicht geeignet, eine „Infektion" mit dem Virus SARS-CoV-2 festzustellen.

Das ergibt sich nach den Darlegungen in den Gutachten bereist aus den eigenen Berechnungen des Robert-Koch-Instituts. Laut RKI-Berechnungen, wie Gutachter Prof. Dr. Kuhbandner ausführt, beträgt bei Massentestungen mit Schnelltests unabhängig von Symptomen die Wahrscheinlichkeit, beim Erhalt eines positiven Ergebnisses tatsächlich infiziert zu sein, bei einer Inzidenz von 50 (Testspezifität 80%, Testsensitivität 98%) nur zwei Prozent. Das würde heißen: Auf zwei echt-positive Schnelltest-Ergebnisse kämen 98 falsch-positive Schnelltest-Ergebnisse, welche man dann alle mit einem PCR-Test nachtesten müsste.

Ein (regelmäßiger) Zwang zum anlasslosen Massentesten an Asymptomatischen, also Gesunden, für das schon die medizinische Indikation fehlt, kann nicht auferlegt werden, weil er außer Verhältnis zu dem Effekt steht, der damit erreicht werden kann. Zugleich setzt der regelmäßige Zwang zum Test die Kinder psychisch unter Druck, weil so ihre Schul-fähigkeit ständig auf den Prüfstand gestellt wird.

Ausgehend von Erhebungen in Österreich, wo in Grundschulen keine Masken getragen werden, aber dreimal pro Woche flächendeckend Schnelltests vorgenommen werden, ergibt sich nach den Darlegungen des Gutachters Prof. Dr. Kuhbandner:

100.000 Grundschüler müssten eine Woche lang sämtliche Nebenwirkungen des Masken-tragens in Kauf nehmen, um nur eine einzige Ansteckung pro Woche zu verhindern.

Dieses Ergebnis nur als unverhältnismäßig zu bezeichnen, wäre eine völlig unzureichende Beschreibung. Vielmehr zeigt sich, dass der diesen Bereich regulierende Landesverord-nungsgeber in eine Tatsachenferne geraten ist, die historisch anmutende Ausmaße angenom-men hat.

Mit der Anordnung solcher Maßnahmen wird das Wohl der Kinder, wie dargestellt, gefähr-

det, § 1666 BGB. Die Lehrkräfte dürfen sie deshalb nicht anordnen. Auf die entsprechenden landesrechtlichen Verordnungen und die angeführte Allgemeinverfügung können sie sich dabei nicht berufen, da diese schon wegen ihrer Ungeeignetheit, die angestrebten Ziele zu erreichen, in jedem Fall aber wegen ihrer Unverhältnismäßigkeit gegen den Verhältnismäßigkeitsgrundsatz verstoßen und damit verfassungswidrig und nichtig sind.

Darüber hinaus haben die Kinder einen Rechtsanspruch auf zugänglichen Schulunterricht.

Es erscheint nach dem gegenwärtigen Ermittlungsstand sehr wahrscheinlich, dass dieses Ergebnis im Hauptsacheverfahren bestätigt wird. Weitere Ausführungen bleiben einer Entscheidung dort vorbehalten.

Im Rahmen einer Folgenbetrachtung sind beim Erlass einer einstweiligen Anordnung die Nachteile abzuwägen, die sich ergeben, wenn die von den Eltern der Kinder angestrebte Regelung durch das Familiengericht zunächst im einstweiligen Anordnungsverfahren nicht getroffen wird, dann aber doch später im Hauptsacheverfahren, und die Auswirkungen, die sich ergeben, wenn das Familiengericht die von den Eltern der Kinder angestrebte Regelung bereits im einstweiligen Anordnungsverfahren trifft, *aber später im Hauptsacheverfahren nicht bestätigt.*

Die Nachteile für die Kinder, wenn die angestrebte Regelung durch das Familiengericht verzögert wird, überwiegen dabei erheblich.

Die Eltern sind jedenfalls nicht in der Lage, die Gefahr abzuwenden, § 1666 BGB. Mit Blick auf das bevorstehende Ende der Osterferien besteht auch ein dringendes Bedürfnis, sofort tätig zu werden.

Nach all dem war die aus dem Tenor ersichtliche Entscheidung geboten. Da die Mitschüler der im Tenor namentlich genannten Kinder in gleicher Weise betroffen sind, hat das Gericht seine Entscheidung für diese mit getroffen."

Anhang B:
Erregerhäufigkeit im Sentinel

Die Daten der folgenden Tabellen sind den Wochenberichten der Arbeitsgemeinschaft Influenza (AGI) des Robert-Koch-Instituts entnommen. Die Daten der ersten stammen aus dem Wochenbericht zu KW 14/2020[23] aus der Grippesaison 2019/2020, die der zweiten aus dem Wochenbericht zu KW 15/2021[24] aus der Grippesaison 2020/2019. Auffällig sind die deutlichen Unterschiede vor allem in der Häufigkeit von Influenza-Viren im Sentinel, aber auch bei der direkten Meldung von Influenzafällen. Zahlreiche Viren kommen kaum noch vor, Rhinoviren sind jedoch weiterhin verbreitet, sogar häufiger.

Tab. 1: Grippesaison 2019/2020, SARS-CoV-2 ab 8. KW 2020		12. KW	13. KW	14. KW	gesamt ab 40. KW 2019
Anzahl eingesandter Proben		207	133	89	3.530
Probenanzahl mit Virusnachweis		81	45	21	1.833
Anteil Positive (%)		39	34	24	52
Influenza	A(H3N2)	26	5	0	414
	A(H1N1) pdmog	4	2	1	375
	B	10	4	0	127
Anteil Positive (%)		19	8	1	26
RS-Viren		16	8	1	191
Anteil Positive (%)		8	6	1	5
hMP-Viren		8	10	8	157
Anteil Positive (%)		4	8	9	4
PIV (1-4)		3	1	3	188
Anteil Positive (%)		1	1	3	5
Rhinoviren		13	13	8	465
Anteil Positive (%)		6	10	9	13
SARS-CoV-2		3	4	1	11
Anteil Positive (%) an SARS-CoV-2 Tests		1,5	3,1	1,1	1,0

Tab. 2: Grippesaison 2020/2021,		13. KW	14. KW	15. KW	gesamt ab 40. KW 2020
Anzahl eingesandter Proben		144	155	145	4.026
Probenanzahl mit Virusnachweis		87	64	63	1.387
Anteil Positive (%)		60	41	43	34
Influenza	A(H3N2)	0	0	0	0
	A(H1N1) pdmog	0	0	0	0
	B (Yamagata)	0	0	0	0
	B (Victoria)	0	0	0	0
Anteil Positive (%)		0	0	0	0
RS-Viren		0	0	0	3
Anteil Positive (%)		0	0	0	0,1
hMP-Viren		0	2	1	3
Anteil Positive (%)		0	1	1	0,1
PIV (1-4)		3	4	3	25
Anteil Positive (%)		2	3	2	0,6
Rhinoviren		54	18	24	884
Anteil Positive (%)		38	12	17	22
hCoV		26	23	31	205
Anteil Positive (%) an hCoV-Tests		18	15	21	5
SARS-CoV-2		9	18	10	297
Anteil Positive (%) an SARS-CoV-2-Tests		6	12	7	7

In der Grippesaison 2019/2020 wurden ab KW 40/2019 bis KW 14/2020 183.531 Influenzafälle mit 411 Todesfällen an das RKI gemeldet, in der Saison 2020/2021 bis KW 15/2021 lediglich 519, darunter 13 Todesfälle.

Quellen

[1] www.presseportal.de/pm/ 133833/ 4587771

[2] Butz, Ulrike, *Rückatmung von Kohlendioxid bei Verwendung von Operationsmasken als hygienischer Mundschutz an medizinischem Fachpersonal,* mediatum.ub.tum.de/doc/602557/ 602557.pdf

[3] Brockhaus Enzyklopädie in 24 Bänden, neunzehnte vollständig überarbeitete Auflage, F.A. Brockhaus, 1990, Mannheim

[4] flexikon.doccheck.com/de/ Kohlen-dioxidintoxikation, abgerufen am 26.04.2021

[5] fachpflegewissen.de/2010/09/ 15/sauerstofftherapie, vom 15.09.2010, abgerufen vom 26.04.2021

[6] wikipedia.org/wiki/Kohlenstoffdioxid, abgerufen am 15.04.2021

[7] Corbach, Silke, *Untersuchung der CO_2-Euthanasie bei Labormäusen auf Tierschutzgerechtigkeit,* www.medizin.uni-tuebingen.de/ tierschutz/Toten-von-Versuchstieren.pdf

[8] www.arbeitssicherheit.de/schriften/ dokument/0:4989004,33.html

[9]   Sabom, Dr. Michael B., *Erinnerung an den Tod*, Lizenzausgabe Bertelsmann Club GmbH, Gütersloh, S. 234 f

[10] www.focus.de/gesundheit/ratgeber/ gehirn/news/hirnfunktionsstoerung_aid_ 232105.html, vom 09.09.2015

[11] correctiv.org/faktencheck/ 2020/10/05/ buechelberg-bisher-keine-beweise-dafuer-dass-eine-schuelerin-wegen-des-tragens-einer-maske-gestorben-ist, vom 05.10.2020

[12] faktencheck.afp.com/nein-dieser-kinderarzt-belegt-keine-gefahren-fuer-kinder-durch-masken, vom 08.01.2021

[13] www.focus.de/politik/ deutschland/ hausmitteilung-an-abgeordnete-bundestag-erklaert-bizarre-masken-empfehlung-und-rudert-jetzt-zurueck_id_ 12397938.html, vom 9.9.2020

[14] Rahmen-Hygieneplan des Landes Bayern vom 12.3.2021, Kap. 17, Erste Hilfe, www.km.bayern.de/download/24700_R HP-Lesefassung-Schule_final.pdf

[15] Beschluss des FamG Weimar vom 08. 04.2021, Aktenzeichen: 9 F 148/21 landesrecht.thueringen.de/bsth/ document/JURE210006176

[16] Biovis' Diagnostik MVZ GmbH, Fachinformation 08/2020, www.biovis.de

[17] T-Online, *Welche Gefahren bergen falsch positive Ergebnisse?*, vom 02.09.2020, www.t-online.de/gesundheit/krankheiten-symptome/id_88503344/corona-experte-christian-drosten-zu-pcr-tests-was-sind-die-gefahren-.html

[18] Moren, David M.; Taubenberger, Jeffrey K.; Fauci, Anthony S., *Predominant Role of Bacterial Pneumonia as a Cause of Death in pandemic Influenza: Implications for Pandemic Influenza Preparedness*, vom 01.10.2008, www.ncbi.nlm.nih.gov/pmc/articles/PMC2599911/

[19] Pharmazeutische Zeitung, *Erst Coronavirus*, dann Superbugs, vom 27.04.2020, www.pharmazeutische-zeitung.de/erst-coronavirus-dann-superbugs-117177/

[20] Bulletin 17/2020 des Robert-Koch-Instituts

[21] Spiegel, *Rund 410.000 Anträge auf Kurzarbeit für Kliniken und Ärzte*, vom 28.07.2020, www.spiegel.de/wirtschaft/unternehmen/coronavirus-rund-410-000-antraege-auf-kurzarbeit-fuer-kliniken-und-aerzte-a-51dd8fd8-0fd3-4aba-a8dc-8bfa75e0dfc4

[22] Bundesministerium für wirtschaftliche
      Zusammenarbeit und Entwicklung,
      *Schwarzrotgold, Magazin der
      Bundesregierung, „Wir besiegen die
      Pandemie nur weltweit oder gar nicht"*,
      Ausgabe 1/2021,
[23] Wochenbericht 14/2020,
      influenza.rki.de/Wochenberichte.aspx
[24] Wochenbericht 15/2021,
      influenza.rki.de/Wochenberichte.aspx